100

WERDEN,

GESUND
BLEIBEN

49 Methusalem-Tipps für ein langes Leben

Inhalt

Ernährung, Vitalstoffe und Hormone

Sport und Bewegung

Pflege und Haut

IMPRESSUM
© 2019 **maxLQ**, ein Unternehmensbereich der
FID Verlag GmbH, Koblenzer Str. 99,
D-53177 Bonn
Alle Rechte vorbehalten. Nachdruck und Verviel-
fältigungen sowie Verbreitung durch Bild, Funk, Fernsehen
und Internet, auch auszugsweise, nur mit schriftlicher
Genehmigung des Verlags.
5. Auflage 2019
Herausgeber: Andrea Nebel
Produktmanagement: Laura Miketta, Corinna Göb
Autor und Redaktion: Ulrich Fricke (v.i.S.d.P.)
Satz & Layout: www.brunisart.de
Umschlaggestaltung:Kiryl Lysenka

Bildnachweis: www.fotolia.de
Zeichnungen 21 und 28: Karl Heppe;
Seite 52 bis 55: Christine Goeringk
Druck: Druck & Design Offsetdruck GmbH, Gronau-Epe
Printed in Germany.
ISBN: 978-3-95443-056-7
Haftungsausschluss:
Alle Beiträge wurden mit Sorgfalt recherchiert und über-
prüft. Dennoch erfolgen alle Angaben ohne Gewähr.
Weder der Autor noch der Verlag können für die
Angaben in diesem Buch eine Haftung übernehmen. Die
hier veröffentlichten Gesundheitsinformationen und
Tipps können eine ärztliche Beratung und Betreuung
nicht ersetzen.

Liebe Leserin, lieber Leser,

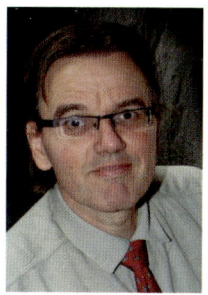

das ist mal eine Studie, die richtig gute Laune macht. Deutschlands führende Altersforscher vom Max-Planck-Institut für demografische Forschung in Rostock haben sie im Frühjahr 2015 vorgelegt:

Unsere Lebenserwartung steigt pro Dekade weiterhin um 2,5 Jahre. Das ist nicht neu. Doch jetzt kommt's: Dabei werden wir immer gesünder! Heute verbringen wir bereits etwa 60 % unserer Lebenszeit bei bester Gesundheit. Diese gesunde Lebensspanne wird sich bis zum Jahr 2050 bei Männern auf 80 und bei Frauen immerhin noch auf 75 % steigern.

Die höhere Lebenserwartung geht also nicht mit mehr Krankheit einher, sondern mit mehr Gesundheit. Diese frohe Botschaft widerspricht den ganzen düsteren Prognosen, die uns von den bekannten Schwarzmalern in Politik und Medien stets vorgehalten werden: Deutschland altert sich zu Tode. Irgendwann hat jeder Alzheimer oder Diabetes. Die Pflegeheime platzen aus allen Nähten. Jetzt ist es raus: alles Quatsch!

In diesem Buch zum Thema Anti-Aging, erklären wir Ihnen durch verschiedenste Anwendungshinweise und unsere 49 Methusalem-Tipps, wie Sie nicht nur alt werden, sondern dabei auch gesund bleiben – möglichst 100 Jahre und mehr. Freuen Sie sich drauf!

Mit den besten Wünschen für Ihre Gesundheit

Ulrich Fricke

Dr. Ulrich Fricke
(Autor und Chefredakteur von *Länger und gesünder leben*)

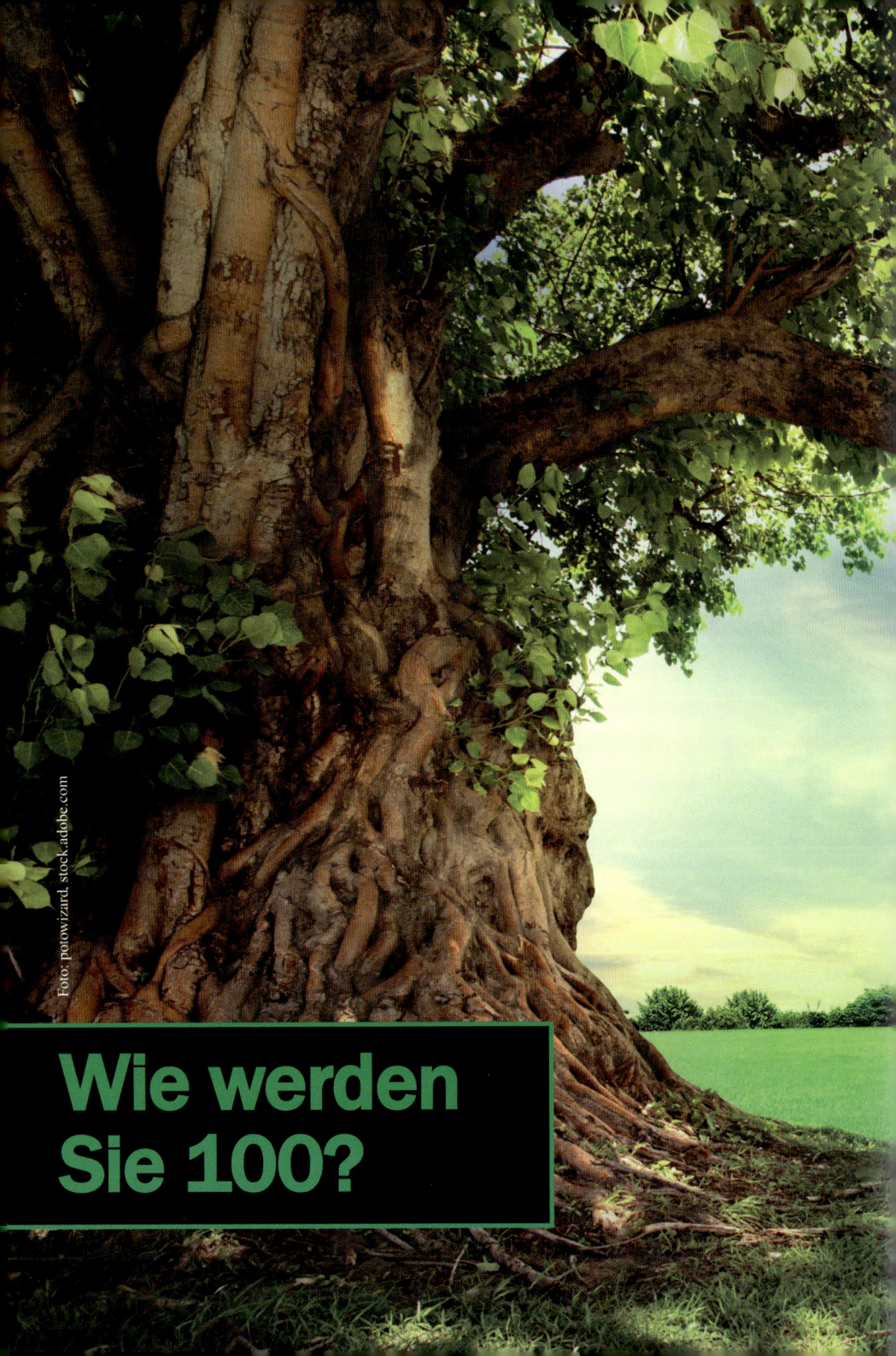

Wie werden
Sie 100?

Bremsen Sie das Altern aus: 49 Methusalem-Tipps zeigen Ihnen, wie es klappt

Jeder von uns will möglichst alt werden, sich dabei aber nicht alt fühlen. Einen geheimnisvollen „Jungbrunnen" gibt es nicht. Doch die moderne Altersforschung kennt mittlerweile viele Wege, wie Sie sich locker 10, 20 oder sogar 30 zusätzliche Lebensjahre schenken können. In diesem Buch zeigen wir Ihnen die wichtigsten davon – übersichtlich zusammengefasst in 7 x 7 Methusalem-Tipps.

Am 20. Februar 2015 ist die bis dahin älteste Deutsche gestorben: Johanna Klink aus Orschatz in Sachsen. Sie wurde 112 Jahre und 34 Tage alt. Der nachweislich älteste Mensch, der jemals gelebt hat, war die 1997 im Alter von 122 Jahren verstorbene Französin Jeanne Calment aus Arles. Sie hatte als junges Mädchen noch dem Maler van Gogh Pinsel und Farben verkauft. Calment fing mit 85 das Fechten an und fuhr noch als 100-Jährige Fahrrad.

Jeanne Calment gehört zu den sogenannten **Supercentenarians**. Darunter verstehen Wissenschaftler Menschen, die 110 Jahre und älter werden. Die Wissenschaft um diese „Methusalems" ist noch relativ jung und der Kreis der Forscher (die sich mit ihnen beschäftigen) klein. Der Grund: Es gibt von diesen Uralten noch nicht so viele. Doch das ändert sich im Eiltempo. Menschen, die ein Jahrhundert oder mehr erleben, dürften künftig zum Normalfall werden. So hat sich die Zahl der über 100-Jährigen in Deutschland in den letzten 30 Jahren in etwa verzehnfacht. Mittlerweile erreichen jedes Jahr etwa 15.000 Deutsche das 100. Lebensjahr. Warum sollten nicht auch Sie zu diesem Kreis gehören, der sich immer mehr erweitert? Experten schätzen, dass jedes zweite heute in Deutschland geborene Kind mindestens 100 Jahren alt werden wird!

Sie selbst entscheiden über Ihr maximales Lebensalter

In Deutschland erforscht vor allem das Max-Planck-Institut für demografische Forschung in Rostock die Geheimnisse der Supercentenarians. Die dortigen

Experten gehen davon aus, dass die **maximale Lebensspanne**, für die der menschliche Körper ausgelegt ist, **etwa 120 Jahre** beträgt. Jedem von Ihnen ist es also theoretisch möglich, dieses Alter zu erreichen.

Und die dortige Arbeit mit den Supercentenarians hat auch schon gezeigt, wie Ihr Lebensstil in etwa aussehen sollte, um diese Lebensspanne möglichst vollständig auszuschöpfen.

Das sind die Ergebnisse der modernen Altersforschung:

- Unter den 100-Jährigen sind jene besonders häufig, die mit **Optimismus und Humor** durchs Leben gehen.
- Menschen, die vor allem ab der mittleren Lebenshälfte **sportlich aktiv** waren, werden überdurchschnittlich oft 100 Jahre alt oder älter.
- Sehr wichtig für Ihre Langlebigkeit sind **geistig herausfordernde Aktivitäten**.

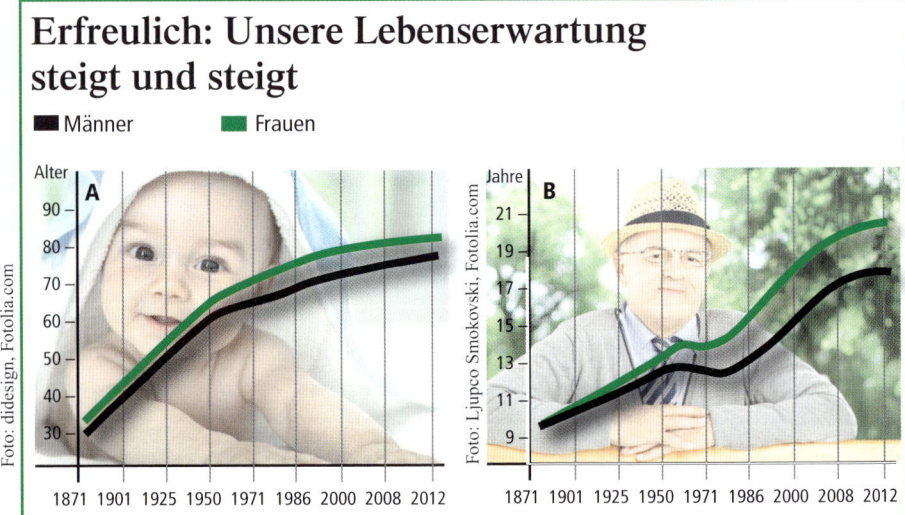

Erfreulich: Unsere Lebenserwartung steigt und steigt

■ Männer ■ Frauen

A: Die durchschnittliche Lebenserwartung eines heute in Deutschland geborenen Kindes beträgt für Mädchen 83 und für Jungen 78 Jahre. Sie ist mehr als doppelt so hoch wie 1871. Jedes zweite heute in Deutschland geborene Kind wird mindestens 100 Jahre alt werden.
B: Diese Abbildung zeigt, wie viele Jahre ein 65-jähriger Mensch durchschnittlich noch zu leben hatte bzw. hat. Diese Spanne hat sich seit 1871 ebenfalls verdoppelt.

Foto: didesign, Fotolia.com

Foto: Ljupco Smokovski, Fotolia.com

Quelle: Statistisches Bundesamt, Wiesbaden

– Genetische Einflüsse (**Vererbung**) sind mit 20 bis 30 % weniger wichtig für die Langlebigkeit als bisher gedacht. Entscheidender ist der Lebensstil.

Die moderne Altersforschung sieht es eindeutig als erwiesen an, dass es zum größten Teil in Ihren eigenen Händen liegt, wie alt Sie werden. Und sie zeigt auch: Die meisten Menschen nutzen die maximale mögliche Lebensspanne nicht optimal aus. Trotz stetig steigender Lebenserwartung bleibt also immer noch viel Luft nach oben.

Heute werden Frauen in Deutschland durchschnittlich 83 Jahre alt, bei Männern liegt die Lebenserwartung mit 78 Jahren etwas darunter (Dies veranschaulicht auch die Abbildung auf Seite 8).

Sie sind 65: Wie viele Jahre bleiben Ihnen jetzt noch?

In die durchschnittliche Lebenserwartung fließen auch Sterbefälle in jungen Jahren ein. Deshalb sagt diese Zahl nur wenig darüber aus, wie viel Lebenszeit Ihnen bleibt, wenn Sie z. B. das 65. Lebensjahr schon überschritten haben.

Doch auch hier verkünden die Statistiker viel Positives: Ein heute 65-jähriger Mann lebt durchschnittlich noch weitere 17 Jahre, eine gleichaltrige Frau sogar weitere 20 Jahre!

Bitte beachten Sie: Das sind Durchschnittswerte. Jeder Zweite hat noch erheblich mehr Jahre vor sich. Freuen Sie sich also darauf!

Doch Sie sollten nicht nur die Anzahl an Lebensjahren im Blick haben, viel wichtiger ist es, Ihren dritten Lebensabschnitt **bei bester Gesundheit** zu bestreiten.

Mit dieser Frage beschäftigt sich die sogenannte **Anti-Aging-Medizin** (Medizin gegen das Altern). Leider wird dieser Begriff heute vor allem in Verbindung mit einer Hormon-Therapie gegen Alterserscheinungen gebraucht. Doch eine wirkliche Medizin gegen das Altern – wie wir sie hier präsentieren – beschränkt sich nicht allein auf die Gabe von Hormonen. Das wäre viel zu kurz gegriffen – zumal der Nutzen solcher Therapien heute noch gar nicht ausreichend belegt ist.

Beachten sie vor allem unsere 7 Methusalem-Tipps

Nein, **Anti-Aging** ist keine Behandlungsform, sondern **eine Lebens-einstellung**. Jeder von Ihnen kann mit einfachen (und preiswerten) Mitteln das eigene Leben verlängern und für mehr Gesundheit sorgen.

In diesem Buch zeigen wir Ihnen, wie das konkret funktioniert. Sie erfahren, wie Sie durch Sport und Bewegung, eine optimistische Lebenseinstellung sowie durch Ernährung und Vitalstoffe zusätzliche Lebensjahre gewinnen. Im Zentrum dieser Abschnitte stehen jeweils unsere **7 Methusalem-Tipps**.

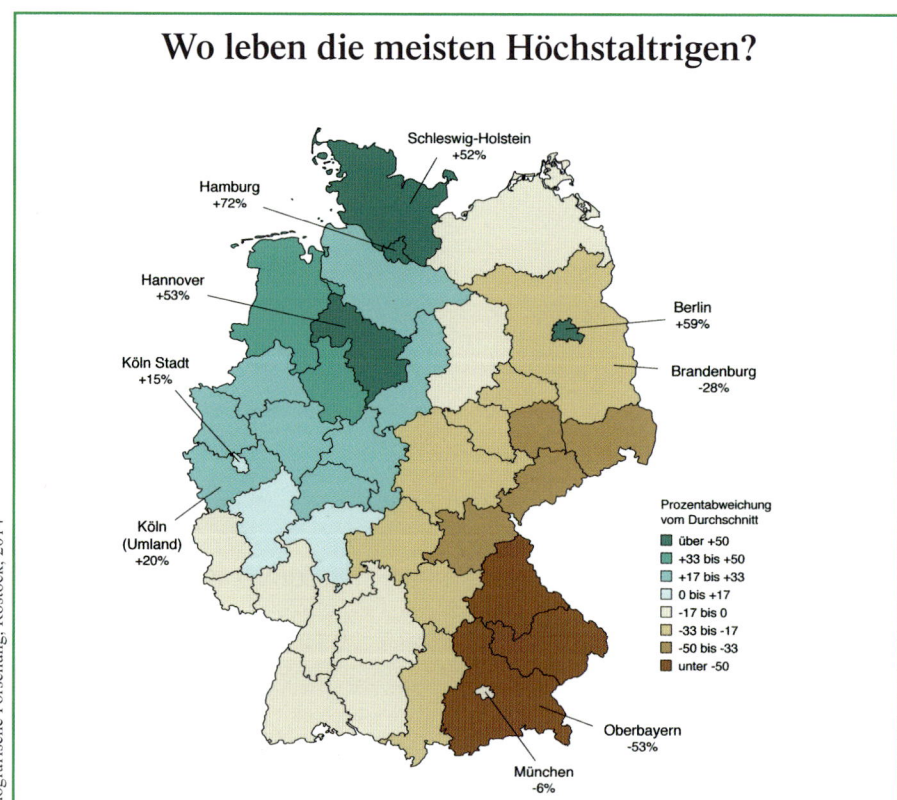

Wo leben die meisten Höchstaltrigen?

Quelle: MPI für demografische Forschung, Rostock, 2014

Die Karte zeigt die Verteilung der Geburtsorte von heute noch lebenden Menschen, die das 105. Lebensjahr erreicht haben (nach Regierungsbezirken). In Norddeutschland sind sie eindeutig in der Überzahl. Die Gründe sind unbekannt. Vermutet werden genetische Einflüsse oder früher bestehende unterschiedliche Lebensbedingungen.

Sie tragen den Namen des ältesten in der Bibel erwähnten Menschen, weil sie Ihnen etwas garantieren: dass Sie die Ihnen verbleibende Lebensspanne wirklich optimal ausschöpfen.

Zum Einstieg empfehlen wir Ihnen unseren einfachen **Selbsttest** unten. Er zeigt Ihnen Ihr wahres biologisches Alter an. So können Sie abschätzen, ob Sie mit Ihrer bisherigen Anti-Aging-Strategie bereits auf einem guten Weg sind oder wo es eventuell noch Handlungsbedarf gibt.

Starten Sie noch heute auf Ihrem Weg zu einem Supercentenarian. Glauben Sie mir: Sie können es wirklich schaffen, die 100-Jahre-Marke zu knacken.

Testen Sie sich selbst
Wie alt sind Sie wirklich?

Sie fühlen sich mit 65 Jahren noch so jung und fit wie eh und je? Dann ist Ihr biologisches Alter wahrscheinlich deutlich niedriger als die Zahl Ihrer Lebensjahre (Ihr „chronologisches Alter"). Wie jung Sie tatsächlich sind, können Sie mit diesem Test einfach und schnell herausfinden.

Kreuzen Sie jeweils die auf Sie zutreffende Antwort an, zählen Sie anschließend die Punkte zusammen, und lesen Sie unter Auswertung, wie alt Sie biologisch sind.

1. Wie ist Ihr Body-Mass-Index?
Der Body-Mass-Index ist das Maß für ein gesundes Körpergewicht. Werte zwischen 20 und 27 gelten im Alter als optimal. Berechnung: Gewicht (in kg) geteilt durch Größe (in m) zum Quadrat ; z. B. 75 kg / $(1,75m)^2$ = 24,5

20 bis 27 . . . . □ 3
27 bis 31 . . . . □ 2
unter 20 oder über 31 . . . . □ 1

2. Wie hoch ist Ihr Blutdruck?
unter 120/80 mm Hg . . . . □ 3
zwischen 121/81 und 140/90 mm Hg . . . . □ 2
zwischen 141/91 und 150/95 mm Hg . . . . □ 1
höher als 151/96 mm Hg . . . . □ 0

3. Wie ernähren Sie sich?
mit viel Obst und Gemüse, Vollkornprodukten
und höchstens 2 Mal wöchentlich Fleisch .... ☐ 3
relativ gesund, ab und zu kleine Sünden .... ☐ 2
unregelmäßig, mit viel Fast Food sowie
wenig Obst und Gemüse .... ☐ 0

4. Wie oft trinken Sie Alkohol?
nie .... ☐ 3
mehrmals pro Woche 1 bis 2 Gläser Wein oder Bier .... ☐ 3
täglich, aber nicht mehr als 2 Gläser Wein
oder Bier, nichts Hochprozentiges .... ☐ 2
täglich 3 und mehr Gläser Wein oder Bier,
dazu Hochprozentiges .... ☐ 0

5. Wie viel trinken Sie täglich (Wasser, verdünnte Säfte oder Tee)?
2 bis 2,5 Liter .... ☐ 3
1 bis 2 Liter .... ☐ 2
unter 1 Liter .... ☐ 1

6. Rauchen Sie?
nein .... ☐ 4
ja, 3 bis 4 Zigaretten pro Woche .... ☐ 2
ja, maximal 10 Zigaretten täglich .... ☐ 1
ja, mehr als 10 Zigaretten täglich .... ☐ 0

7. Wie lange schlafen Sie nachts?
7 bis 9 Stunden .... ☐ 3
selten mehr als 5 bis 6 Stunden .... ☐ 2
kaum mehr als 5 Stunden .... ☐ 1

8. Wie lange treiben Sie wöchentlich Sport?
mehr als 5 Stunden .... ☐ 3
3 bis 5 Stunden .... ☐ 2
1 bis 3 Stunden .... ☐ 1
überhaupt nicht .... ☐ 0

9. Leiden bzw. litten Großeltern, Eltern oder Geschwister an Herz-Kreislauf-Krankheiten, Krebs, Diabetes oder Demenz?
nein .... ☐ 3
ja, 1 bis 2 Fälle .... ☐ 2
ja, 3 bis 4 Fälle .... ☐ 1
ja, mehr als 4 Fälle .... ☐ 0

10. Wie jung ist Ihre Haut?
Ziehen Sie mit 2 Fingern ein Stückchen Haut des Handrückens nach oben. Wird sie sofort nach dem Loslassen wieder glatt?
ja, sofort . . . . □ 4
nach ganz kurzer Zeit . . . . □ 2
die Stelle bleibt mehrere Sekunden sichtbar . . . . □ 0

11. Wie leben Sie?
in einer glücklichen Partnerschaft . . . . □ 3
allein, aber recht zufrieden . . . . □ 2
allein, aber unglücklich darüber . . . . □ 1
in einer unglücklichen Partnerschaft . . . . □ 0

12. Wie fühlen Sie sich?
schwer aus der Ruhe zu bringen und
meist gelassen . . . . □ 3
meist ausgeglichen . . . . □ 2
häufig nervös und angespannt . . . . □ 1

13. Wie aktiv sind Sie geistig?
Sie lesen gern und lieben Denksport. . . . . □ 3
Sie lernen nur schwer Neues. . . . . □ 2
Aktuelles Geschehen interessiert Sie wenig. . . . . □ 0

Summe: . . . .

Auswertung

Bitte beachten Sie: Der Test sagt nichts über Ihre mögliche Lebenserwartung aus. Dazu müssten wesentlich mehr Aspekte abgefragt werden.
40 bis 34 Punkte: Super! Ihr biologisches Alter liegt mindestens 10 Jahre unter Ihrem tatsächlichen Alter.
33 bis 28 Punkte: Gut! Ihr biologisches Alter liegt 5 bis 7 Jahre unter Ihrem tatsächlichen Alter.
27 bis 23 Punkte: In Ordnung! Ihr biologisches Alter entspricht ungefähr Ihrem tatsächlichen Alter.
17 bis 22 Punkte: Vorsicht! Ihr biologisches Alter liegt 5 bis 7 Jahre über Ihrem tatsächlichen Alter. Sie sollten einiges an Ihrem Lebensstil ändern.
Unter 17 Punkte: Achtung, Gefahr! Ihr biologisches Alter liegt etwa 10 Jahre über Ihrem tatsächlichen Alter. Sie sollten Ihren Lebensstil komplett überdenken.

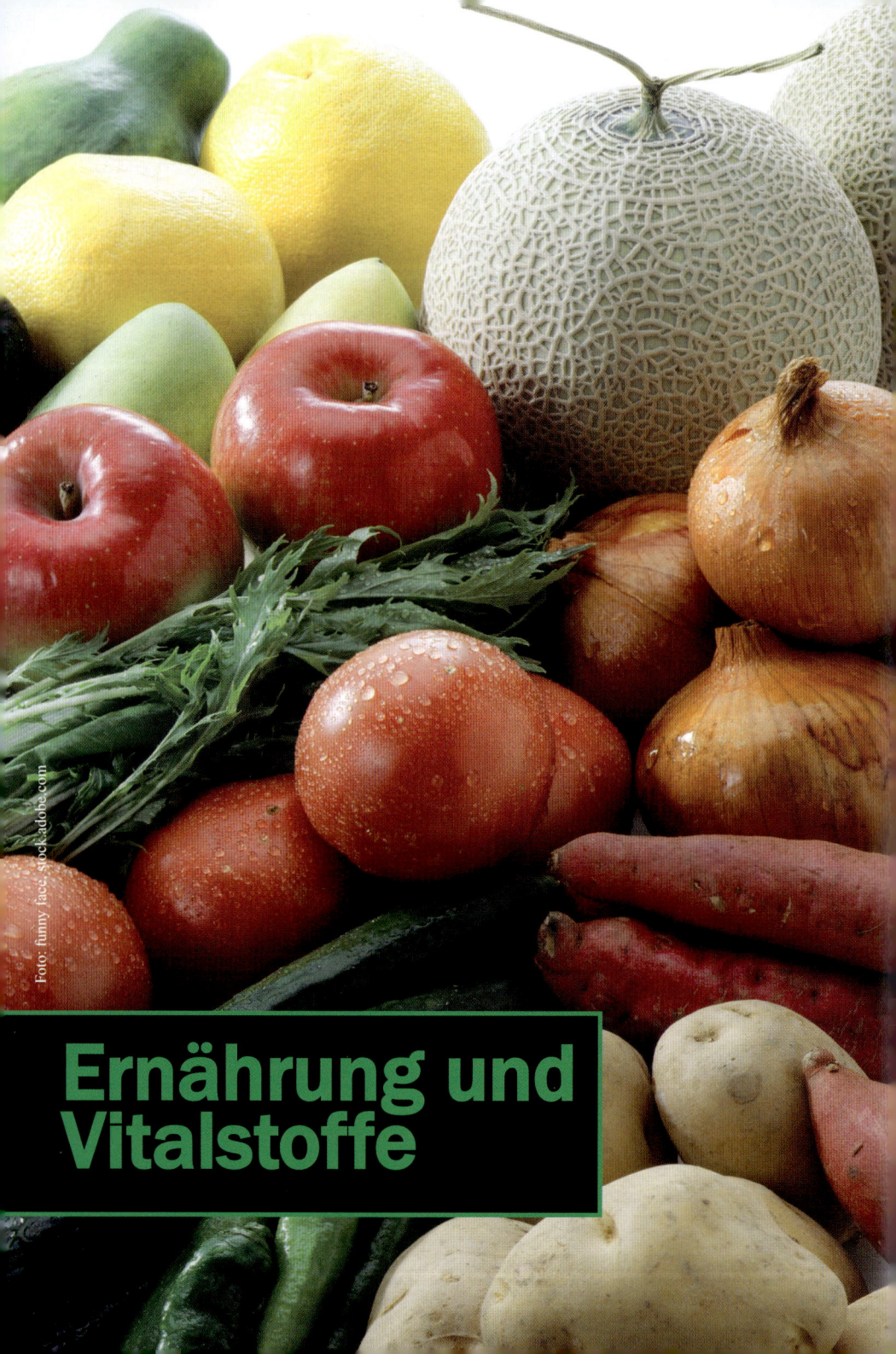

Foto: funny face, stock.adobe.com

Ernährung und Vitalstoffe

Das beste Rezept für ein langes Leben: Essen Sie nur wenig Zucker und Fett

„Kommt jetzt die Pille für ein langes Leben?" Das waren die Überschriften, als vor zwei Jahren Gene entschlüsselten wurden, die den Alterungsprozess bremsen. Doch eine solche Wunderpille wird es wohl nie geben: Eigentlich ist sie auch unnötig. Denn schon heute können Sie mit der richtigen Ernährung Ihre Altersuhr zurückdrehen. Warum Sie dabei auf Fett, Zucker und auf hohe Temperaturen bei der Zubereitung verzichten sollten, erfahren Sie in diesem Beitrag.

Eine Studie der Universität von Maryland/USA hat 2011 gezeigt, wie wichtig die **richtige Auswahl Ihrer Lebensmittel** für ein langes Leben ist. Insgesamt wurden die Ernährungsgewohnheiten von 2.500 Probanden zwischen 70 und 79 Jahren über zehn Jahre hinweg erfasst. Das Ergebnis: Menschen, die viel fettreiche Milchprodukte oder Süßspeisen konsumierten, hatten ein um 40 % höheres Risiko, innerhalb der Beobachtungszeit zu sterben, als Probanden, die sich hauptsächlich mit den folgenden Lebensmitteln ernährten.

Mit diesen Lebensmitteln verlängern Sie Ihr Leben:

– fettarme Milchprodukte
– Vollkornprodukte
– Geflügel
– Fisch
– Obst
– Gemüse

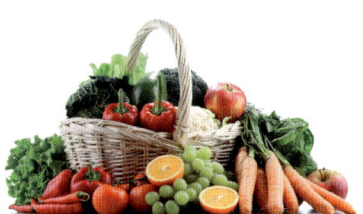

Foto: monticelllo, stock.adobe.com

Obst und Gemüse wirken lebensverlängernd, weil sie reich an **Antioxidantien** sind. Sie machen in Ihrem Körper so genannte freie Radikale unschädlich, die eine der Hauptursachen für den Alterungsprozess sind.

Sichtbare Zeichen solcher Angriffe sind z. B. die bekannten Altersflecken auf der Haut. Eines der besten Antioxidantien in der Nahrung ist beispielsweise das **Sulforaphan**, ein sekundärer Pflanzenstoff aus der Familie der Senföl-glykoside. Die finden Sie vor allem in Kohl und anderen Gemüsesorten aus der Familie der Kreuzblütengewächse, beispielsweise in Brokkoli, Blumen-kohl, Rosenkohl, Rucola, Radieschen, Meerrettich oder Senf. Verzehren Sie davon täglich mindestens eine Portion.

Kalorienarme Ernährung verlängert das Leben um bis zu 50 %

Viele Tierstudien deuten darauf hin, dass auch eine **kalorienarme Ernäh-rung** das Leben um bis zu 50 % verlängert. Erste Hinweise darauf, dass Ähn-liches auch für Menschen gilt, zeigte eine 2010 an der Universität von St. Louis/USA durchgeführte Pilotstudie an 33 Probanden. Sie nahmen sechs Jahre lang etwa 5 % weniger Kalorien zu sich als eine gleich große Kontrollgruppe. Der Kalorienverzicht hatte viele positive Auswirkungen auf die Gesundheit: In-fektionen waren um bis zu 50 % selten, und Cholesterin-, Blutdruck-, sowie Blutzuckerwerte waren zurückgegangen.

Eine einfache Maßnahme zum Kaloriensparen ist es, auf **Alkohol vor den Mahlzeiten zu verzichten**. Denn auf leeren Magen regt Alkohol den Appetit unnötig an. Ungünstig wirkt sich zudem fett- und kohlenhydratreiches Essen am Abend aus, weil es die Arbeit des so genannten somatotropen Hormons (STH) behindert, das vor allem in den Nachtstunden produziert wird und die Fettreser-ven des Körpers abbaut. Ein Wurstbrot zum Abendessen ist daher ein echter Dickmacher. Obst, Gemüse oder fettreduzierte Milchprodukte können Sie abends jedoch problemlos zu sich nehmen.

Zucker lässt Ihre Altersuhr schneller ticken

Ein anderer entscheidender Punkt in Ihrer Anti-Aging-Ernährung ist der **weitgehende Verzicht auf zuckerreiche Lebensmittel**. Denn Zucker verbin-det sich mit wichtigen Eiweißstoffen in Ihrem Körper – z. B. mit den Kolla-genfasern im Bindegewebe. Dadurch verliert Ihr Bindegewebe an Spannkraft. Diese versteiften Proteine werden als **AGE** bezeichnet (engl.: **a**dvanced **gly**cosylation **e**ndproducts = fortgeschritten verzuckerte Endprodukte). Mit der bewusst gewählten Abkürzung AGE (engl. = Alter) soll die wichtige Bedeutung dieser Stoffwechselschlacken für viele weitere Alterungsprozesse deutlich gemacht werden.

An diesen Alterungsprozessen sind Zucker-Protein-Komplexe beteiligt:

- Eintrübungen der Augenlinse (Grauer Star)
- Verengung der Blutgefäße (Arteriosklerose)
- Verstopfung der Nierenkanäle (Nierenschwäche)
- Absterben von Nervenzellen (z. B. bei Demenz)
- Versteifungen von Sehnen, Bändern und Gelenken
- Erschlaffung der Haut

Diese Nahrungsmittel helfen Ihnen, jung und aktiv zu bleiben

◆ Mindestens einmal pro Woche sollten Lachs, Hering oder Makrele auf Ihrem Speiseplan stehen. Die darin enthaltenen **Omega-3-Fettsäuren verlangsamen Alterungsprozesse** in den Körperzellen.

◆ Trinken Sie täglich **1 bis 2 Tassen grünen Tee**. Er hat eine antioxidative Wirkung und schützt Sie vor Osteoporose.

◆ Essen Sie täglich **eine Schale Haferflocken** (z. B. morgens als Müsli). Hafer ist kalorienarm, enthält viele Ballaststoffe und Antioxidantien (z. B. Vitamin E). Die Ballaststoffe senken Ihren Cholesterinwert um bis zu 23 %.

◆ Verzehren Sie täglich **einen Becher Naturjoghurt**. Sein hoher Kalziumgehalt stärkt Knochen und Zähne. Kalium und Magnesium sind für die Arbeit von Muskeln und Nerven unerlässlich.

◆ Trinken Sie täglich **ein Glas Tomatensaft**, oder bereiten Sie sieben bis zehn Tomatenmahlzeiten pro Woche zu. Der rote Tomatenfarbstoff Lycopin hat eine stark antioxidative Wirkung.

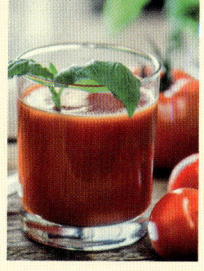

◆ Kaufen Sie **pflanzliche Öle** in dunklen oder mit Schutzfolien umhüllten Verpackungen. Unter Lichteinwirkung entstehen leicht oxidierte Fettsäuren. Sie lösen in Ihrem Körper zellschädigende Reaktionen aus.

Doch die schädlichen Zucker-Eiweiß-Komplexe entstehen nicht nur im Körper selbst, sondern auch bei starkem Erhitzen (vor allem beim Braten) von Nahrungsmitteln, die Zucker (Kohlenhydrate) und Eiweiße gleichzeitig enthalten.

Mit diesen 7 Tipps senken Sie Ihre AGE-Belastung:

- Verzichten Sie darauf, Reis oder Nudeln anzubraten.
- Essen Sie Salz- oder Pellkartoffeln anstelle von Bratkartoffeln, Pommes frites oder Kroketten.
- Bevorzugen Sie Vollkorn- oder Graubrot anstelle von Toastbrot.
- Verwenden Sie Käse als Brotbelag, jedoch möglichst selten zum Überbacken (z. B. Aufläufe oder Raclette).
- Braten Sie Fleisch möglichst kurz an (braune Fleischkrusten wie sie z. B. beim Grillen entstehen, haben den höchsten AGE-Gehalt aller Nahrungsmittel).
- Bereiten Sie Eier als Rührei und nicht als gebratenes Spiegelei zu.
- Kochen Sie Ihr Gemüse (z. B. als Suppe), statt es in der Pfanne anzubraten.

Den besten Beweis dafür, dass die richtige Ernährung Ihr Leben verlängert, liefert die Kleinstadt Vilcabamba in Ecuador. Nirgendwo sonst auf der Welt werden mehr Menschen 100 Jahre und älter – typische Alterserkrankungen sind unbekannt. Das Geheimnis: Auf dem Speiseplan steht eine kalorien- und fettarme Ernährung mit reichlich Gemüse. Diese Ernährungsweise wird auch Sie auf die „Allee der ewigen Jugend" führen – passenderweise heißt so die Hauptstraße von Vilcabamba.

Mittelmeerküche und Antioxidantien: Ihre Schlüssel zur ewigen Jugend

Unter den Menschen, die es über die 100 geschafft haben, sind auffällig viele, die ihr Leben lang – freiwillig oder gezwungenermaßen – auf fleischarme Kost gesetzt haben. Heute bestätigen immer mehr Studien, dass Obst und Gemüse viele Schutzstoffe enthalten, die die Zellalterung bremsen. Dazu zählen gängige Vitamine, aber auch unbekanntere Substanzen wie Sulforaphan, Lycopin oder Carnitin.

Die Wissenschaft kennt mehr als 100 verschiedenen Gründe, warum unser Körper altert. Als einer der wichtigsten wurde in den letzten Jahren der Verlust von Erbsubstanz (DNA) erkannt.

Die DNA ist in den Chromosomen des Zellkerns gespeichert, und auch die können altern. Bei jeder Zellteilung wird von ihnen eine identische Kopie erstellt und auf die Tochterzellen verteilt. Doch die Kopien sind unvollständig, da jeweils an den Endstücken der Chromosomen (den sogenannten **Telomeren**) Teile nicht mitkopiert werden. Mit zunehmendem Alter verkürzen sich die Chromosomen also immer weiter – und wichtige Informationen gehen verloren.

Die Mittelmeerdiät hält Ihre Chromosomen jung

Lange Telomere gelten deshalb als Zeichen dafür, dass Ihre Körperzellen noch jugendlich und frisch sind. Und offensichtlich können Sie diesen günstigen Zustand durch die richtige Ernährung möglichst lange aufrecht erhalten. Das ergab im Dezember 2014 eine Studie der Universität Boston/USA. Erfasst wurden die Ernährungsdaten von 32.825 Frauen. Außerdem wurde bei ihnen die verbliebene Länge ihrer Telomere bestimmt. Die in der jeweiligen Altersgruppe längsten Telomere hatten durchweg jene Frauen, die ihre Mahlzeiten nach den Richtlinien der **Mittelmeerdiät** zubereiten. Im Schnitt waren die Körperzellen dieser Frauen fünf bis zehn Jahre „jünger" als die von Teilnehmerinnen, die sich eher fleischlastig und mit wenig Obst und Gemüse ernährten.

Das sind die Hauptkriterien der Mittelmeerdiät:

- reichlicher Verzehr von Obst und Gemüse
- viele Nüsse und Hülsenfrüchte (Erbsen, Bohnen Linsen)
- viele ungesättigte Fettsäuren – vor allem als Olivenöl
- wenig gesättigte Fettsäuren aus Schwein oder Rind, Butter und anderen Milchprodukten
- viel Fisch und Geflügel

Mit einer solchen Ernährung schaffen Sie sich einen ähnlichen Vorsprung an Lebensdauer, wie ihn Nichtraucher gegenüber Rauchern haben. Dieser beträgt je nach Altersstufe **bis zu 17 Jahre**.

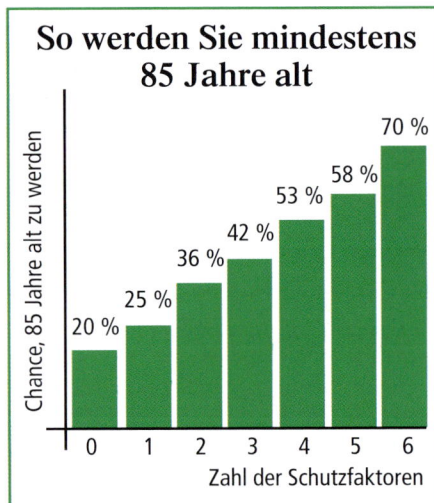

So werden Sie mindestens 85 Jahre alt

Die Wahrscheinlichkeit, ein hohes Lebensalter zu erreichen, hängt vor allem von sechs Schutzfaktoren ab: ❶ nicht rauchen, ❷ kaum Alkohol, ❸ körperliche Bewegung, ❹ kein Bluthochdruck, ❺ kein Übergewicht und ❻ niedrige Blutzuckerwerte. Von denen, die alle sechs Faktoren auf sich vereinen, werden 70 % mindestens 85 Jahre alt. Ohne einen einzigen Schutzfaktor schaffen das nur 20 %.

Quelle: Universität Honolulu/USA, 2008

Lernen Sie die 6 wichtigsten Altersbremsen kennen

Auch eine Studie der Universität Honolulu/USA hat gezeigt, wie wichtig eine gesunde Ernährung für ein langes Leben ist. Dort wurden in den 1980er Jahren mehr als 5.800 Männer im Alter zwischen 40 und 60 Jahren rekrutiert sowie bis zum Jahr 2008 beobachtet. Die Auswertung ergab sechs Faktoren, die das Leben verlängern. Die meisten hängen direkt oder indirekt von der Ernährung ab!

Studie: Das sind die 6 wichtigsten Faktoren für ein langes Leben:

1. Ihr Body-Mass-Index (BMI) sollte unter 27 liegen. Berechnung: BMI = Körpergewicht (in kg)/ Körpergröße × Körpergröße (in m).

2. Bleiben oder werden Sie Nichtraucher.
3. Ihr Blutdruck sollte den Wert 140/90 mmHg nicht überschreiten (Bluthochdruck ist oft eine Folge von Übergewicht und falscher Ernährung).
4. Sorgen Sie für regelmäßige Bewegung (ideal: 20 Minuten pro Tag).
5. Trinken Sie nicht mehr als ein Glas Wein oder zwei Gläser Bier pro Tag.
6. Lassen Sie mindestens einmal jährlich Ihren Blutzucker kontrollieren. Bei erhöhten Werten ist eine Ernährungsumstellung nötig (eventuell auch Medikamente).

Wer alle sechs Faktoren auf sich vereinigte, hatte in der Studie aus Hawaii eine Chance von 70 %, ein Mindestalter von 85 Jahren zu erreichen (siehe auch Grafik auf Seite 20).

Freie Radikale lassen Ihre Zellkraftwerke altern

Gegen Altersschäden schützen Sie sich außerdem mit Nahrungsmitteln, die reich an sogenannten **Antioxidantien** sind. Dazu zählen beispielsweise Vitamin C und E sowie die Vorstufe zum Vitamin A, das Beta-Carotin. Unterstützt werden die Vitamine von Enzymen, die auf Mineralien wie Selen und Zink angewiesen sind.

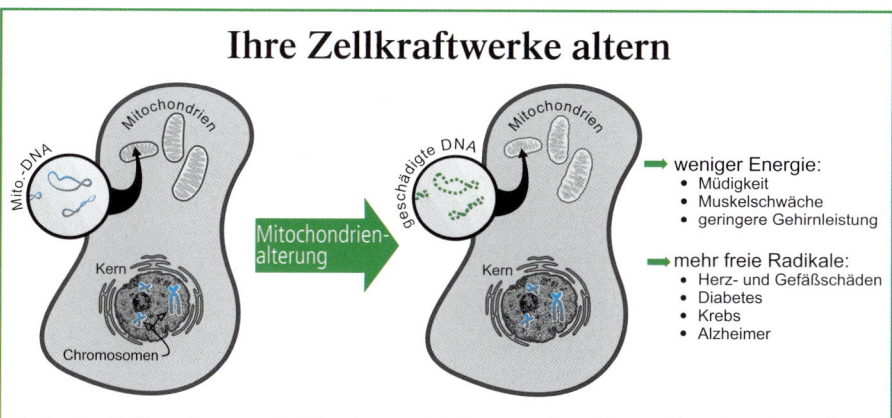

Ihre Zellkraftwerke altern

Außer im Zellkern kommt die Erbsubstanz DNA nur noch in den Kraftwerken der Zellen – den Mitochondrien – vor. Hier ist sie allerdings nur schlecht geschützt, und mit zunehmendem Alter mehren sich die Fehler. Als Folge wird weniger Energie produziert, und die Belastung mit schädlichen freien Radikalen steigt.

Die Antioxidantien sind Ihr bestes Schutzschild gegen freie Radikale. Das sind hochreaktive Substanzen, die im normalen Energiestoffwechsel der Körperzellen als Nebenprodukt anfallen. Weitere Quellen sind **Umwelt-Schadstoffe** und **Zigarettenrauch**.

Vor allem die winzigen Zellkraftwerke, die **Mitochondrien**, werden durch freie Sauerstoffradikale angegriffen. Denn in diesen Zellorganen wird besonders viel Sauerstoff zur Energiegewinnung umgesetzt.

Diese Krankheiten werden durch altersbedingte Mitochondrien-Schäden begünstigt:

- Nervenerkrankungen (Alzheimer, Parkinson, Schizophrenie, Angststörungen)
- Schlaganfall, Herzinfarkt (begünstigt durch Arteriosklerose)
- Augenerkrankungen (Grauer Star, Makula-Degeneration)
- Diabetes
- Muskel- und Herzschwäche
- Leberentzündungen (Hepatitis)
- chronische Müdigkeit, Fibromyalgie
- Krebserkrankungen

Diese Vitalstoffe halten Ihre Mitochondrien jung

Vitalstoff	empfohlene Tagesdosis*
L-Carnitin	1 bis 6 g
Coenzym Q10	300 bis 2.000 mg
Vitamin B_1	100 bis 900 mg
Vitamin B_2	100 bis 200 mg
Vitamin B_{12}	1 bis 6 mg
Alpha-Liponsäure	300 bis 2.000 mg
Vitamin C	1 bis 3 g
Vitamin E	400 bis 1.000 Internationale Einheiten
Magnesium	200 bis 600 mg

* * Diese Mengen eignen sich nicht zur Selbstmedikation. Sprechen Sie die Einnahme auf jeden Fall mit Ihrem Arzt ab.*

Erst mit modernen Methoden der Molekularbiologie wurde nachgewiesen, dass etwa die Hälfte aller Mitochondrien in gealterten Körperzellen eine geschädigte DNA aufweisen. Ständig werden neue Krankheiten entdeckt, bei denen gealterte Mitochondrien eine Schlüsselrolle spielen.

Dieser neue Zweig der Wissenschaft wird auch als **Mitochondriale Medizin** bezeichnet.

Ernährung und Vitalstoffe:
7 Methusalem-Tipps gegen das Altern

1. Werden Sie ein Anhänger der **Mittelmeerküche**. Ihre lebensverlängernde Wirkung ist wissenschaftlich beweisen.

2. Essen Sie täglich mindestens **fünf Portionen Obst und Gemüse** (600 bis 800 g). Wenn Sie das nicht schaffen, sollten Sie ein Vitalstoffpräparat einnehmen.

3. **Sparen Sie Kalorien.** Menschen, die keine überschüssigen Kalorien zu sich nehmen, leben länger. Tierstudien zeigen, dass eine kalorienarme Ernährung das Leben um bis zu 50 % verlängert. **Tipp:** Lassen Sie öfters das Abendessen ausfallen. Ein Apfel oder ein Joghurt reichen aus, um den Hunger zu stillen.

4. Eines der besten Antioxidantien in der Nahrung ist das Senfölglykosid **Sulforaphan**. Es befindet sich vor allem **in Kohl und anderen Gemüsesorten** aus der Familie der Kreuzblütengewächse, z. B. in Brokkoli, Blumenkohl, Rosenkohl, Rucola, Radieschen, Meerrettich und Senf. Verzehren Sie täglich mindestens eine Portion davon.

5. Besorgen Sie sich ein **Präparat zum Schutz Ihrer Mitochondrien,** z. B. Mitochondrial Energy Optimizer der Firma Newfood (deutschsprachige Bestell-Hotline: Tel. 0031/85/4 01 81 88, www.newfood.com; Monatsbedarf ca. 45 €) oder ein Gemisch aus Acetyl-L-Carnitin und alpha-Liponsäure der Firma Via Biona (Tel. 00800/30 03 00 01, gebührenfrei www.viabiona.com; Monatsbedarf ca. 30 €).

6. Essen Sie **täglich eine Schale Haferflocken** (z. B. als Müsli). Hafer ist kalorienarm und enthält reichlich Ballaststoffe und Antioxidantien (z. B. Vitamin E). Seine Ballaststoffe senken Ihren Cholesterinwert um bis zu 23 %.

7. Trinken Sie **täglich ein Glas Tomatensaft,** oder bereiten Sie sieben bis zehn Tomatenmahlzeiten pro Woche zu. Der rote Tomatenfarbstoff Lycopin hat eine stark antioxidative Wirkung und verbessert die Durchblutung.

Carnitin und Liponsäure schützen vor Altersschäden

Einer der Pioniere der Mitochondrialen Medizin ist Professor Bruce Ames von der Universität von Kalifornien in Berkeley/USA. Er und sein Team haben z. B. älteren Ratten die Vitalstoffe **L-Carnitin** und **Alpha-Liponsäure** in hoher Dosierung verabreicht. Dadurch wurden deren Mitochondrien fast wieder so leistungsfähig wie diejenigen ihrer jüngeren Artgenossen.

Aus anderen Studien ist bekannt, dass diese Vitalstoffe vor allem die Nerven schützen. Sie werden unter anderem bei Diabetes und Demenzerkrankungen eingesetzt. Professor Ames ist von ihrer Anti-Aging-Wirkung so überzeugt, dass er selbst regelmäßig ein entsprechendes Nahrungsergänzungsmittel einnimmt.

Zucker und braune Krusten lassen Ihre Altersuhr schneller ticken

In der Altersforschung rücken schädliche Zucker-Eiweiß-Verbindungen immer mehr in den Fokus. Ihre Bedeutung für das Altern ist so groß, dass für sie ganz bewusst das englische Wort AGE (= Alter) als Abkürzung gewählt wurde. Die Rede ist von Advanced Glycation Endproducts. In der Küche entstehen sie beispielsweise immer dann, wenn Sie Fleisch oder Eier schön braun braten. In diesem Beitrag erfahren Sie, wie Sie Ihre Belastung gezielt senken.

Wenn Lebensmittel altern, verfärben sie sich meist bräunlich (z. B. ein angeschnittener Apfel oder eine Banane). Die biochemischen Reaktionen, die dabei ablaufen, sind dieselben, die offensichtlich auch beim Alterungsprozess des Menschen eine wichtige Rolle spielen.

Grund der Verfärbung ist eine **Reaktion zwischen Zuckermolekülen und Eiweißstoffen** (Proteinen). Diese sogenannte Maillard-Reaktion begegnet Ihnen auch an anderer Stelle, beispielsweise wenn Fleisch beim Braten oder Käse beim Überbacken braun wird. Immer wenn Proteine und Zucker

(Fleisch enthält z. B. Glukose) bei hohen Temperaturen (mehr als 120 Grad) zusammenkommen, entstehen bei der Lebensmittelzubereitung AGE.

Netzhautschäden, Herzinfarkte Hautfalten – überall sind AGE beteiligt

Professor Anthony Cerami am Rockefeller-Institut in New York/ USA konnte in den 1980er Jahren erstmals zeigen, dass solche Reaktionen zwischen Eiweiß und Zucker auch bei deutlich niedrigeren Temperaturen im alternden Körper ablaufen. Er und seine Kollegen haben diese extrem haltbaren Verbindungen als AGE bezeichnet: **A**dvanced **G**lycation **E**ndproducts = fortgeschrittene verzuckerte Endprodukte. Fündig wurden sie vor allem bei **Diabetikern**, weil bei ihnen wegen des hohen Zuckerspiegels im Blut die Reaktion mit Körpereiweißen sehr schnell abläuft. Es waren jedoch nicht nur Diabetiker betroffen, auch in den Geweben von älteren Personen fanden sich die verzuckerten Proteine.

An diesen Alterungsprozessen sind Zucker-Protein-Komplexe beteiligt:

- Eintrübungen der Augenlinse (Grauer Star), Netzhautschäden
- Verengung der Blutgefäße (Arteriosklerose;
  Folgen: Herzinfarkt, Schlaganfall)
- Verstopfung der Nierenkanäle (Nierenschwäche)
- Absterben von Nervenzellen (Demenz und Alzheimer)
- chronische Entzündungen
- nachlassende Immunkräfte
- Versteifungen von Sehnen, Bändern, Gelenken und Bindegewebe
- Faltenbildung der Haut und Altersflecken

Ein Beispiel, wie die AGE den Alterungsprozess anheizen, ist das Bindegewebe der Haut. In jungen Jahren ist es weich und elastisch, weil sich seine Kollagen-Fasern wie Federn zusammenziehen und wieder ausdehnen können.

Wenn das Kollagen-Eiweiß jedoch mit Zucker zu AGE reagiert, entstehen sehr feste Quervernetzungen zwischen den Fasern. Diese werden starr und unbeweglich. Das Ergebnis ist die **typische Altershaut**: derbe, leicht bräunlich und von Falten durchzogen.

Kochen statt braten: Das senkt Ihre AGE-Belastung auf ein Fünftel

Ihre persönliche AGE-Belastung setzt sich also aus zwei Komponenten zusammen: der **körpereigenen AGE-Produktion** und der **AGE-Aufnahme** durch bei hohen Temperaturen **gebratene oder gebackene Nahrungsmittel**.

Die körpereigene Produktion ist ein natürlicher Prozess, den Sie nur wenig beeinflussen können. Eine Möglichkeit dazu bietet der Vitalstoff Carnosin den wir in diesem Kapitel bereits vorgestellt haben.

Deutlich mehr Einfluss haben Sie darauf, wie viel AGE Sie mit der Nahrung aufnehmen. Wenn Sie z. B. Kartoffeln backen oder braten, ist ihr AGE-Anteil fünfmal höher als beim einfachen Kochen. Die AGE sind für das Altern in ähnlichem Maße verantwortlich wie die viel bekannteren freien Radikale. Deshalb gehört die Senkung der AGE-Belastung zu einem wichtigen Bestandteil in Ihrer persönlichen Anti-Aging-Strategie.

Die AGE-Belastung senken: 7 Methusalem-Tipps gegen das Altern

1. Verzichten Sie darauf, Reis und Nudeln **anzubraten**. Bereiten Sie Eier als Rührei und nicht als Spiegelei zu.

2. Essen Sie **Salz- oder Pellkartoffeln** anstelle von Bratkartoffeln, Pommes frites oder Kroketten.

3. Bevorzugen Sie **Vollkorn- oder Graubrot** anstelle von Toastbrot.

4. Verwenden Sie **Käse** nur **selten zum Überbacken** (z. B. Aufläufe oder Raclette). Als Brotbelag ist er gesünder.

5. **Braten Sie Fleisch möglichst kurz** an; braune Fleischkrusten, wie sie z. B. beim Grillen entstehen, haben den höchsten AGE-Gehalt aller Nahrungsmittel. In Hackfleisch entstehen deutlich mehr AGE als in ganzen Fleischstücken.

6. **Kochen Sie Ihr Gemüse** (z. B. als Suppe), statt es in der Pfanne anzubraten.

7. Der Vitalstoff **Carnosin** senkt die körpereigene AGE-Bildung (Tagesdosierung: 100 bis 1.000 mg). Erhältlich ist er in Apotheken (z. B. von Hirundo Products oder G & M Naturwaren; Monatsbedarf ca. 30 €).

Das Immunsystem ab 60 braucht vor allem Vitamin D und Zink

Statistische Untersuchungen haben gezeigt, dass das Immunsystem etwa ab dem 60. Lebensjahr zu schwächeln beginnt. Das begünstigt ständige Infekte und viele Alterserkrankungen wie Krebs oder Rheuma. Doch Sie können viel dafür tun, damit Ihre Immunkräfte auch im Alter stets abwehrbereit sind.

Etwa ab dem 60. Lebensjahr schwinden Ihre Abwehrkräfte. Das bemerken Sie daran, dass Infektionskrankheiten immer häufiger werden. Außerdem steigt die Krebsgefahr. Begünstigt werden auch sogenannte Autoimmunkrankheiten (z. B. chronisches Gelenkrheuma): Bei ihnen richtet sich Ihr Immunsystem gegen die eigenen Körperzellen.

Im Alter läuft die wichtige T-Zellen-Aktivierung nur noch schleppend

Der Hauptgrund für **die Immunalterung** liegt in den sogenannten T-Zellen. Wenn eine T-Zelle Viren oder Bakterien entdeckt hat, geht sie blitzartig in einen aktivierten Zustand über. Sie verwandelt sich dabei unter anderem in **T-Killerzellen**, die die virusinfizierten Körperzellen abtöten, um so die Erregervermehrung zu stoppen. Andere T-Zellen bilden sich nach ihrer Aktivierung zu **T-Gedächtniszellen** um, die dann bei einem erneuten Kontakt mit dem Erreger sehr rasch eine neue Immunreaktion anregen (siehe Abbildung auf Seite 28). Doch die Aktivierung der T-Zellen verläuft im Alter zunehmend langsamer, da sich die Zellen schlechter teilen können und weniger Immunbotenstoffe ausschütten.

Das sind die Folgen der T-Zellen-Alterung:

– Virusinfekte werden nicht schnell genug bekämpft.
– Die Gedächtnisfunktion des Immunsystems ist weniger gut ausgeprägt (Folge: ständig wiederkehrende Infekte, weniger lang wirksame Impfungen).

- geringere Antikörperproduktion
- mehr chronische Infektionen
- vermehrtes Auftreten von Krebszellen (auch die werden von intakten T-Zellen normalerweise erkannt und ausgemerzt)

Doch glücklicherweise gibt es viele Möglichkeiten, Ihr Immunsystem auch im Alter fit zu halten. An erster Stelle steht dabei eine gute Versorgung mit Vitalstoffen – vor allem mit Vitamin D und Zink.

Das alternde Immunsystem benötigt Zink und Vitamin D

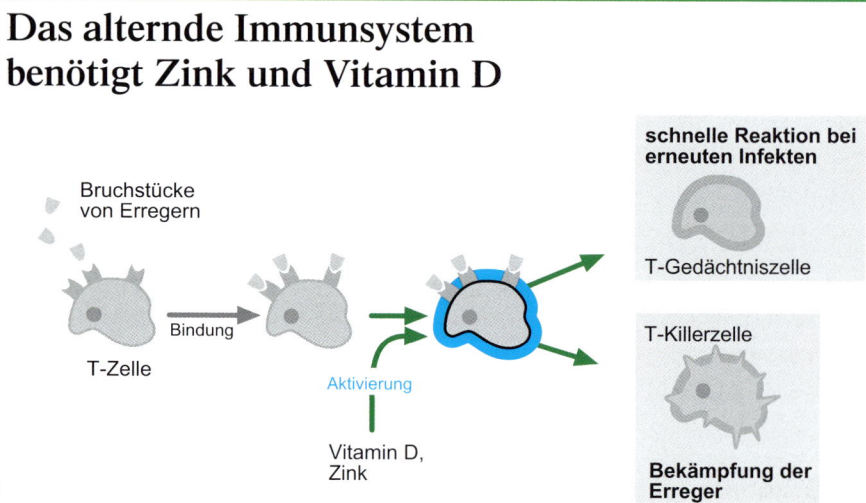

Wenn T-Zellen mit Bruchstücken von Krankheitserregern konfrontiert werden, verwandeln sie sich schnell in „Killer-" oder „Gedächtniszellen". Mit zunehmendem Lebensalter verläuft diese Aktivierung schleppender. Durch Zink und Vitamin D lässt sie sich wieder ankurbeln.

Abwehrkräfte stärken:
7 Methusalem-Tipps gegen das Altern

1. **Verzichten Sie auf Rauchen und Alkohol.** Nikotin verengt die Blutgefäße und hemmt so die Zirkulation der Immunzellen. Alkohol behindert die Aufnahme von Zink.

2. **Kneipp-Therapie und Saunagänge** sind wie ein „Trainingslager" für Ihre Abwehrkräfte. Sie steigern die Durchblutung und die Ausschüttung von Immunbotenstoffen.

3. Wasserschalen auf der Heizung, Zimmerspringbrunnen, Zimmerpflanzen oder spezielle Raumluftbefeuchter **verhindern das Austrocknen der Atemwege** und erschweren Viren das Eindringen in die Schleimhäute. Die Raumluftfeuchte sollte stets zwischen 50 und 60 % liegen.

4. Mit **Zink** beugen Sie der Immunalterung vor. Empfohlen werden 15 bis 30 mg Zink täglich (z. B. bei Drogerieketten; Monatskosten 3 bis 5 €).

5. Außerdem wichtig für alternde T-Zellen ist **Vitamin D** (800 bis 1.000 Int. Einh. täglich, z. B. Dedrei®, Vitamin D3 Hevert® oder Vigantoletten®; Monatskosten 3 bis 4 €). Insbesondere im Winter brauchen Sie diese Extraportion, da das Tageslicht dann für die Eigenproduktion des Körpers nicht mehr ausreicht. Das ist ein Grund, weshalb Infekte im Winter häufiger sind als im Sommer.

6. **Beta-Glucan-Präparate** sind natürliche Zuckerverbindungen, wie sie ähnlich auch in den Zellwänden von Bakterien vorkommen. Deshalb trainieren solche Präparate Ihre Abwehrkräfte. Beta-Glucan-Kapseln erhalten Sie in Apotheken (z. B. von Fairvital, Nobofarm oder Anusan; Monatskosten 15 bis 25 €).

7. **Rote-Bete-Saft** stärkt Ihr Immunsystem langfristig. Pressen Sie eine Knolle z. B. mit dem Entsafter aus, und frieren Sie den Saft in kleinen Portionen ein. Trinken Sie jeden Abend ein Schnapsglas voll davon.

Wann Ihnen Hormone wirklich helfen

Hormone gelten in der Anti-Aging-Medizin mitunter als die wahren Wundermittel. Doch es mangelt an Beweisen für ihren Nutzen. Außerdem sind ihre Effekte schwer zu kontrollieren, und es drohen erhebliche Nebenwirkungen. Das hat nicht zuletzt der Skandal um die Hormonersatztherapie für Frauen in den Wechseljahren gezeigt.

Hormone werden von Drüsen, Organen oder Geweben produziert und über das Blut im ganzen Körper verteilt. Sie binden an spezielle Rezeptoren, die die Signale wie Antennen aufnehmen und an die Körperzellen weiterleiten. Doch mit der Zeit gerät die Kommunikation ins Stocken: Die Spiegel vieler Hormone sinken mit zunehmendem Alter ab (siehe Abbildung auf Seite 32). Diese Beobachtung hat zu der Annahme geführt, dass auch viele Alterungsprozesse auf die sinkenden Hormonkonzentrationen zurückzuführen sind.

Folgende Hormonspiegel sinken im Alter:

– Östrogen und Progesteron
– Testosteron
– Melatonin
– DHEA (Dehydroepiandrosteron)
– Wachstumshormon

Weit verbreitet war noch bis vor wenigen Jahren die Einnahme von **Östrogenen** bei Frauen in den Wechseljahren. Sie konnten nachweislich Wechseljahrsbeschwerden (z. B. Hitzewallungen, Stimmungsschwankungen und/oder Scheidentrockenheit) lindern. Doch seit dem Jahr 2001 mehrten sich die Anzeichen, dass die Hormone das Risiko für Brustkrebs und Herzinfarkte erhöhen. Seitdem werden sie nur noch in schweren Fällen und für einen kurzfristigen Einsatz empfohlen.

Die Behandlung gehört in die Hände eines erfahrenen Arztes

Das Beispiel der Östrogene bei der Behandlung von Frauen in den Wechseljahren zeigt, dass Sie sich keinesfalls leichtfertig und ohne ärztliche Begleitung auf Hormonpräparate einlassen sollten. Andererseits werden Sie in begründeten Fällen – nämlich dann, wenn bei Ihnen ein Hormonmangel zweifelsfrei durch entsprechende ärztliche Labortests festgestellt wurde – durchaus von der Einnahme profitieren.

Bei diesen Alterserscheinungen könnten Sie von Testosteron oder Östrogen profitieren.

- nachlassendes sexuelles Verlangen (Libido)
- Impotenz
- Haarverlust
- Leistungsabfall und schnelle Erschöpfung
- Schlafstörungen
- Schwindel
- vermehrte Infektneigung
- verminderte Knochendichte (Osteoporose)
- stark nachlassende Muskelkraft und -masse
- Muskel- und Gelenkschmerzen
- Konzentrationsmangel
- depressive Verstimmungen
- verminderte Vitalität und Antriebslosigkeit

Wenn Sie eine Hormonbehandlung ins Auge fassen, sind Sie am besten bei einem **Endokrinologen** aufgehoben. Diese Fachärzte haben sich in ihrer Ausbildung speziell mit den Wirkungen und Risiken von Hormonen beschäftigt.

Die Hormon-Hersteller übertreiben die Zahl der Betroffenen

Als Mann sorgen Sie sich vermutlich zuerst bei einer möglichen **Potenzstörung** um Ihren Hormonhaushalt. Doch dabei sollten Sie nicht außer Acht lassen, dass z. B. auch Schwitzen, Gelenkbeschwerden, Depressionen, Schlafstörungen oder Konzentrationsschwierigkeiten mit sinkenden Hormonspiegeln in Verbindung stehen können. Allerdings sollten Sie sich auch bewusst sein, dass diese Störungen andere Gründe haben können. Und Sie sollten bedenken, dass nach ernsthaften wissenschaftlichen Untersuchungen nur **3 bis 4 % der Männer** über 60 tatsächlich an einem Testosteronmangel leiden.

Bis vor zehn Jahren wurden die Zahlen mit 20 bis 30 % noch deutlich höher angesetzt. Leider kursieren diese übertriebenen Darstellungen immer noch in den Medien – und werden auch von den Herstellern der Hormonpräparate hin und wieder zu Verkaufszwecken zitiert.

Doch in Wahrheit ist ein Testosteronmangel ein eher seltenes Phänomen.

Für die meisten Hormone fehlen wissenschaftliche Beweise

Auch das Hormon **DHEA** (Dehydroepiandrosteron) wird vielfach als Anti-Aging-Mittel empfohlen. Es dient als Ausgangssubstanz für die Produktion weiblicher und männlicher Geschlechtshormone (Östrogene und Testosteron). Der DHEA-Spiegel sinkt mit dem Alter ab.

Doch bisher fehlen harte wissenschaftliche Belege, dass DHEA-Präparate Alterserscheinungen wirklich bremsen können. Ähnliches gilt für die Verabreichung von **Melatonin** oder **Wachstumshormon**.

Unser Fazit: Auf dem Anti-Aging-Markt agieren viele Hormonproduzenten mit bisher unbewiesenen Versprechungen. Aus unserer Sicht erscheint in

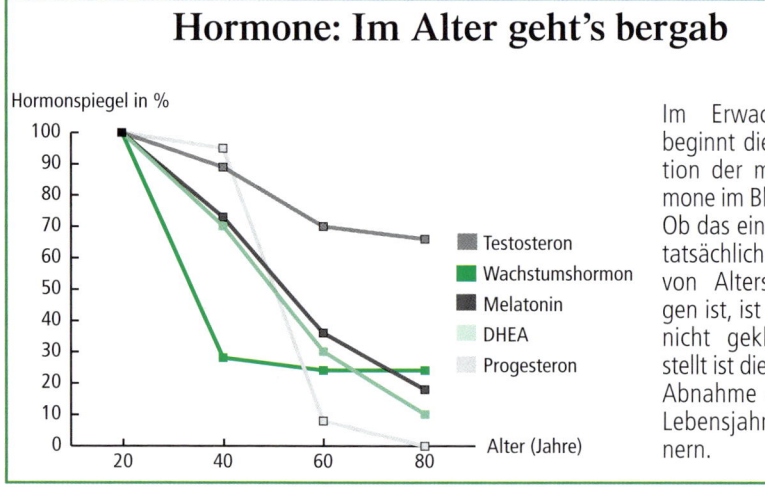

Hormone: Im Alter geht's bergab

Hormonspiegel in %

Testosteron
Wachstumshormon
Melatonin
DHEA
Progesteron

Alter (Jahre)

Im Erwachsenenalter beginnt die Konzentration der meisten Hormone im Blut zu sinken. Ob das eine Folge oder tatsächlich die Ursache von Alterserscheinungen ist, ist zurzeit noch nicht geklärt. Dargestellt ist die prozentuale Abnahme ab dem 20. Lebensjahr bei Männern.

begründeten Einzelfällen lediglich die Gabe von Östrogen oder Testosteron sinnvoll. Die Einnahme sollte jedoch stets ärztlich streng kontrolliert werden.

Hormone und Medikamente:
7 Methusalem-Tipps gegen das Altern

1. Nehmen Sie nur **Medikamente** ein, die Sie wirklich benötigen. Gefährlich sind auch Wechselwirkungen. Generell gilt, dass fünf oder mehr Wirkstoffe, die gleichzeitig verordnet werden, Ihnen eher schaden als nützen. Ihr Arzt sollte jede Neuverordnung mit den schon verschriebenen Medikamenten kritisch abstimmen.

2. Achten Sie auf **ausreichenden Nachtschlaf**. Denn in dieser Phase läuft die körpereigene Produktion von Wachstumshormon auf Hochtouren.

3. Nehmen Sie **keine Hormonpräparate „auf gut Glück"** ein. Nur wenn ein Mangel durch Laboruntersuchungen zweifelsfrei nachgewiesen wurde und Sie unter entsprechenden Beschwerden leiden, ist die Einnahme sinnvoll.

4. Die Hormongabe sollte **stets unter ärztlicher Überwachung** erfolgen. Hormone steigern vermutlich nicht direkt das Krebsrisiko, aber z. B. Östrogen oder Testosteron können das Wachstum vorhandener Krebszellen (z. B. Brust- und Prostatakrebs) beschleunigen.

5. Sinkende Hormonspiegel im Alter können Sie auch durch **mehr Bewegung und sportliche Aktivitäten** ausgleichen. Vor allem abendliche Spaziergänge und kürzere Rad- oder Laufrunden fördern die Hormonausschüttung.

6. Nehmen Sie abends möglichst **leichte Kost** zu sich. Das verhindert Insulinspitzen, die die nächtliche Hormonproduktion behindern.

7. Bei Frauen haben sich **pflanzliche Präparate** als natürlicher Hormonersatz bewährt (z. B. Soja, Traubensilberkerze, Keuschlamm, Rotklee und Rhapontik-Rhabarber).

Entdecken auch Sie die neue Geheimwaffe der Anti-Aging-Medizin

Wäre das nicht ein Traum: ein Mittel, das Sie jünger aussehen lässt, gleichzeitig vor altersbedingter Sehschwäche schützt und sogar Alzheimer oder Herzinfarkte verhindern kann? Dieser Traum scheint wahr zu werden. Altersmediziner glauben, mit Carnosin tatsächlich die universelle Altersbremse gefunden zu haben. In diesem Beitrag bringen wir Sie auf den neuesten Stand der Forschung und verraten Ihnen, wie Sie Carnosin schon jetzt für sich nutzen können.

Carnosin ist eine natürliche Substanz, die aus den beiden **Aminosäuren Alanin** und **Histidin zusammengesetzt** ist. Sie kommt vor allem in Muskelzellen und im Gehirn vor. Bitte verwechseln Sie „Carnosin" nicht mit „Carnitin", das ebenfalls aus zwei Aminosäuren aufgebaut ist.

Carnosin erregte erstmals Aufsehen in der Fachwelt nach Tierversuchen an der Universität Moskau im Jahr 1999. Dort lebten Mäuse, die regelmäßig Carnosin ins Futter bekamen, durchschnittlich 20 % länger als ihre Artgenossen. Zwar ließ sich die maximale Lebenserwartung nicht steigern, mit Carnosin erhöhte sich jedoch die Anzahl der Mäuse, die das Höchstalter erreichten.

So wenden Sie Carnosin richtig an

Bezugsquellen: Carnosin erhalten Sie in Apotheken (z. B. von Hirundo Products oder G&M Naturwaren) und im Versandhandel (z. B. bei Life-Extension, Tel.: 0800/12 01 50-5, www.lifeextensioneurope.com oder Zein-Pharma, Tel.: 06152/18 77 80, www.zeinpharma.de). Der Monatsbedarf kostet 20 bis 30 €.

Einnahmehinweise: Die in Studien wirksamen Tagesdosen liegen im Bereich zwischen 100 und 1.000 mg.

Nebenwirkungen: Treten bei der angegebenen Dosierung nicht auf.

AGE – das Geheimnis der alternden Eiweißstoffe

Wie wirkt Carnosin? Dazu müssen wir zunächst einen Blick auf Alterungsprozesse von Eiweißstoffen im Körper werfen. Durch die Reaktion mit Glukose (der Zucker kommt nahezu in allen Geweben vor) verkleben und verklumpen die Eiweiße nach und nach. Diese Eiweiß-Zucker-Verbindungen nennt man **AGE** (engl.: **A**dvanced **G**lycation **E**ndproducts = fortgeschritten verzuckerte Endprodukte; siehe Abbildung unten). Als Diabetiker kennen Sie vermutlich eines dieser AGE: Der HbA_{1c}-Wert gibt an, wie viel Prozent des roten Blutfarbstoffs Hämoglobin bereits mit Zuckermolekülen verklebt sind.

Die braunen **Altersflecken auf der Haut** bestehen ebenso aus AGE wie die Ablagerungen in der Augenlinse, die langfristig zur Linsentrübung führen. Durch AGE-Verklebungen verliert auch Ihr Bindegewebe an Spannkraft. Die Folge sind Falten, aber auch versteifte Muskeln, Sehnen und Gelenke.

Und jetzt kommt **Carnosin** ins Spiel: Da es ähnlich aufgebaut ist wie Eiweißstoffe, kann es sich für diese „opfern". Statt Ihrer Körpereiweiße reagiert jetzt das Carnosin mit den Zuckermolekülen. Das bedeutet: Je besser Sie mit Carnosin versorgt sind, desto weniger Ihrer Eiweiße werden in AGE umgewandelt. Und genau das bremst den Alterungsprozess.

Gegen diese Alterserkrankungen hilft Ihnen Carnosin

– **Haut:** Falten, Altersflecken, schlechte Wundheilung
– **Augen:** Grauer Star
– **Herz und Gefäße:** Versteifung der Gefäße, Bluthochdruck
– **Gehirn und Nerven:** Altersdemenz, Nervenschäden bei Diabetikern
– **Magen und Darm:** Entzündungen (z. B. hervorgerufen durch Schmerzmittel), Magengeschwüre, Gastritis

In einigen Studien konnte Carnosin auch die körperliche Leistungsfähigkeit steigern. Sie bleiben länger fit und beweglich.

Im Alter sinkt die körpereigene Carnosin-Produktion

Die körpereigene Carnosin-Produktion geht im Alter um etwa 60 % zurück. In unseren Lebensmitteln kommt es vor allem in Fleisch vor (daher auch sein Name, lat.: caro = Fleisch). Seine gesundheitlichen Wirkungen können Sie jedoch am besten in Form von Nahrungsergänzungsmitteln nutzen. Das zeigt z. B. eine Studie der Jikei-Universität in Tokio/Japan. Dort wurden im Jahr 2013 insgesamt 80 Patienten mit Wundheilungsstörungen (Dekubitus) behandelt. Jeweils die Hälfte erhielt 120 mg Carnosin täglich oder ein Schein-präparat (Placebo). Nach vier Wochen hatten sich in der Carnosin-Gruppe die Hautwunden doppelt so stark gebessert wie bei den Placebo-Probanden.

Unser Fazit: Carnosin ist mit Sicherheit nicht die „Quelle der ewigen Jugend", es kann aber ein wichtiger Baustein in Ihrem persönlichen Anti-Aging-Programm sein – zusammen mit einer vitalstoffreichen Ernährung, viel Bewegung sowie Spaß und Freude am Leben.

So altern Ihre Körpereiweiße

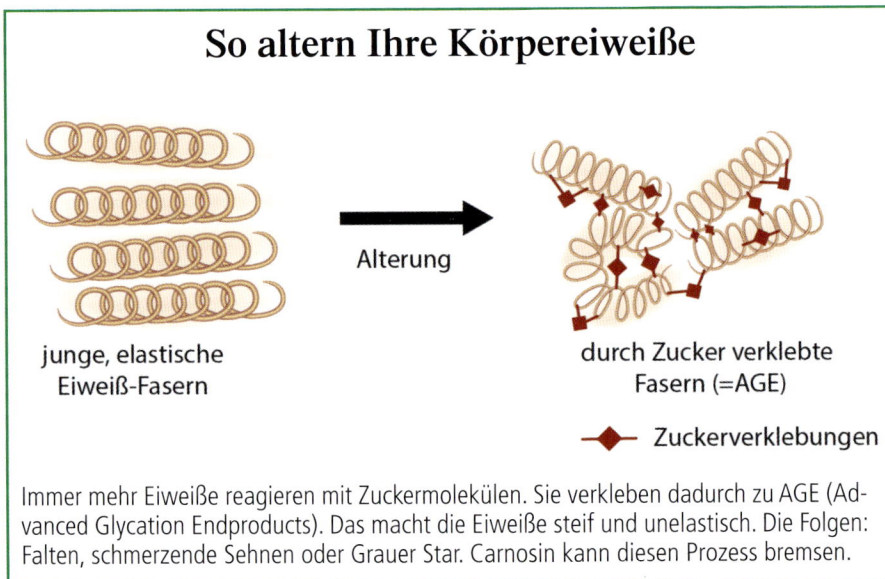

Alterung

junge, elastische
Eiweiß-Fasern

durch Zucker verklebte
Fasern (=AGE)

Zuckerverklebungen

Immer mehr Eiweiße reagieren mit Zuckermolekülen. Sie verkleben dadurch zu AGE (Advanced Glycation Endproducts). Das macht die Eiweiße steif und unelastisch. Die Folgen: Falten, schmerzende Sehnen oder Grauer Star. Carnosin kann diesen Prozess bremsen.

Ihr Jungbrunnen: Amla schützt vor Falten, Grauem Star und Gicht

Wollen Sie 120 Jahre alt werden? Wenn ja, sollten Sie die uralte indische Heilpflanze Amla regelmäßig verzehren. Denn viele unangenehme Begleiterscheinungen des Alterns lassen sich damit bremsen – ob Durchblutungsstörungen, Grauer Star oder faltige Haut. Hier finden Sie die besten Anwendungstipps.

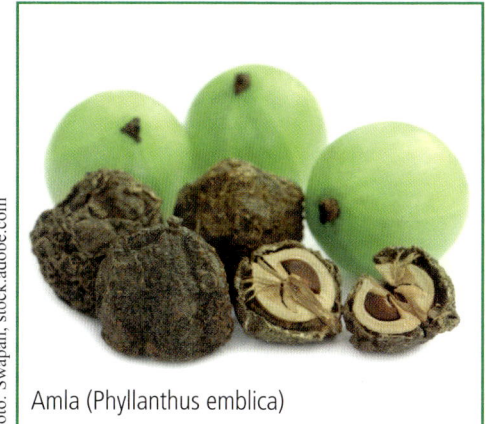

Foto: Swapan, stock.adobe.com

Amla (Phyllanthus emblica)

In der traditionellen indischen Heilkunst, dem Ayurveda, gilt die Amlabeere als **Königsfrucht**. Sie hat zahlreiche Anwendungsgebiete, und vor allem wird sie in Indien bereits seit 5.000 Jahren als „Jungbrunnen" zur täglichen Einnahme empfohlen.

Heute hat die moderne Wissenschaft entdeckt, was hinter diesen altbekannten Anti-Aging-Effekten der stachelbeerartigen Früchte steckt: Es gibt weltweit keine Beeren, die mehr **Antioxidantien** enthalten als Amla (Phyllanthus emblica). Außer an Vitamin C sind sie besonders reich an den Polyphenolen Ellag- und Gallsäure.

Diese wichtigen Antioxidantien fangen in Ihrem Körper zellschädigende Sauerstoffradikale ab und vermindern so den oxidativen Stress. Dieser ist einer der Haupttriebfedern unzähliger **Alterungsprozesse** – angefangen bei der Bildung von Altersflecken und Falten in der Haut, über Augenerkrankungen wie Grauer Star oder Makula-Degeneration bis hin zu Demenz-, Krebs- und Gefäßerkrankungen. Aber Amla wird nicht nur vorbeugend gegen das Altern, sondern auch bei vielen Krankheiten **zu Heilzwecken** eingesetzt.

Bei diesen Beschwerden hilft Ihnen die Amlafrucht:
- allgemeine Schwäche
- Durchblutungsstörungen, Arteriosklerose
- Atemwegserkrankungen (Husten, Asthma, Bronchitis)
- Hämorrhoiden
- Diabetes (blutzuckersenkende Wirkung)
- Gicht
- Osteoporose
- Gastritis (Entzündungen der Magenschleimhaut)

In Indien wird die 3 bis 4 cm große Frucht, die an 20 m hohen Bäumen wächst und auch Amalaki genannt wird, roh gegessen, gekocht oder eingelegt. Hier zu Lande erhalten Sie Amla als getrocknete Frucht, Pflanzenextrakt oder auch als Samen zum Selbstanbau (siehe Kasten auf Seite 39).

Studie belegt die gefäßschützende Wirkung

Die Universität Hyderabad im indischen Bundesstaat Andhra Pradesh zeigte 2013 die Wirksamkeit von Amla bei einer sogenannten Endothelialen Dysfunktion, also einer Fehlfunktion der Gefäßwände, bei der es beispielsweise zu Durchblutungsstörungen kommt.

Eine solche Fehlfunktion gilt als ein Vorläuferstadium der **Arteriosklerose**. Mitverursacht wird sie durch oxidativen Stress, also durch freie Sauerstoffradikale. Insgesamt 80 Patienten bekamen zwölf Wochen lang entweder zweimal täglich bis zu 500 mg eines Amla-Extrakts oder ein wirkstofffreies Kontrollpräparat (Placebo). Der oxidative Stress ging durch Amla – im Vergleich zur Kontrollgruppe – um bis zu 80 % zurück: Die Durchblutung verbesserte sich. Auch zahlreiche andere Untersuchungen konnten die Wirksamkeit von Amla nachweisen: Die Universität Hyderabad zeigte beispielsweise 2004 an Ratten, dass Amla ein Enzym hemmt, das an der Trübung der Augenlinse (**Grauem Star**) beteiligt ist.

Amla ist also ideal, um allen altersbedingten Gesundheitsproblemen entgegenzuwirken. Machen Sie es wie die Inder und nutzen Sie die vielfältige Wirkung der Heilpflanze als Ihren persönlichen Jungbrunnen.

So wenden Sie Amla richtig an

Getrocknete Früchte erhalten Sie im Versandhandel sowie Tee- und Gewürzläden (10 g etwa 2 €). Diese können Sie als kleinen Anti-Aging-Snack zwischendurch essen oder etwa wie Rosinen ins Müsli streuen.

Als Präparat können Sie Amla-Extrakt in Tabletten- oder Pulverform nutzen. Diese sind mittlerweile in Apotheken, Bioläden oder Drogerien vorrätig (z. B. von Himalaya, Nimi, Aper oder Herbal Terra). Nehmen Sie täglich 500 bis 2.000 mg davon ein (Monatskosten 30 bis 40 €).

Fruchtsirup zum Trinken ist eine weitere Anwendungsmöglichkeit. Die Säfte (z. B. von Classic Ayurveda oder Nimi) sind erhältlich in Drogerien, Reformhäusern oder Apotheken (250 ml ca 12 €). Verdünnen Sie den Sirup mit Wasser (Verhältnis 1:5 bis 1:10), und trinken Sie täglich mindestens 0,2 Liter dieser Verdünnung.

Gesichtsmaske gegen Hautalterung: Vermischen Sie 10 ml Amlaki-Fruchtsirup (unverdünnt) mit 100 g Quark. Tragen Sie diese Paste auf das Gesicht auf, einmassieren und etwa 15 Minuten einwirken lassen. Spülen Sie die Gesichtsmaske anschließend mit Wasser ab. Pro Woche zwei- bis dreimal wiederholen.

Selbstanbau im Garten ist die preisgünstigste Variante, um sich mit der Frucht gegen das Altern zu versorgen. Der Amlabaum sollte in Vollsonne bis Halbschatten stehen bei mindestens 8 °C. Sie müssen ihn also im Winter z. B. in den Wintergarten stellen. Bereits einjährige Pflanzen tragen Früchte, die Sie im Herbst ernten können.

Neben- und Wechselwirkungen müssen Sie bei Amla nicht befürchten.

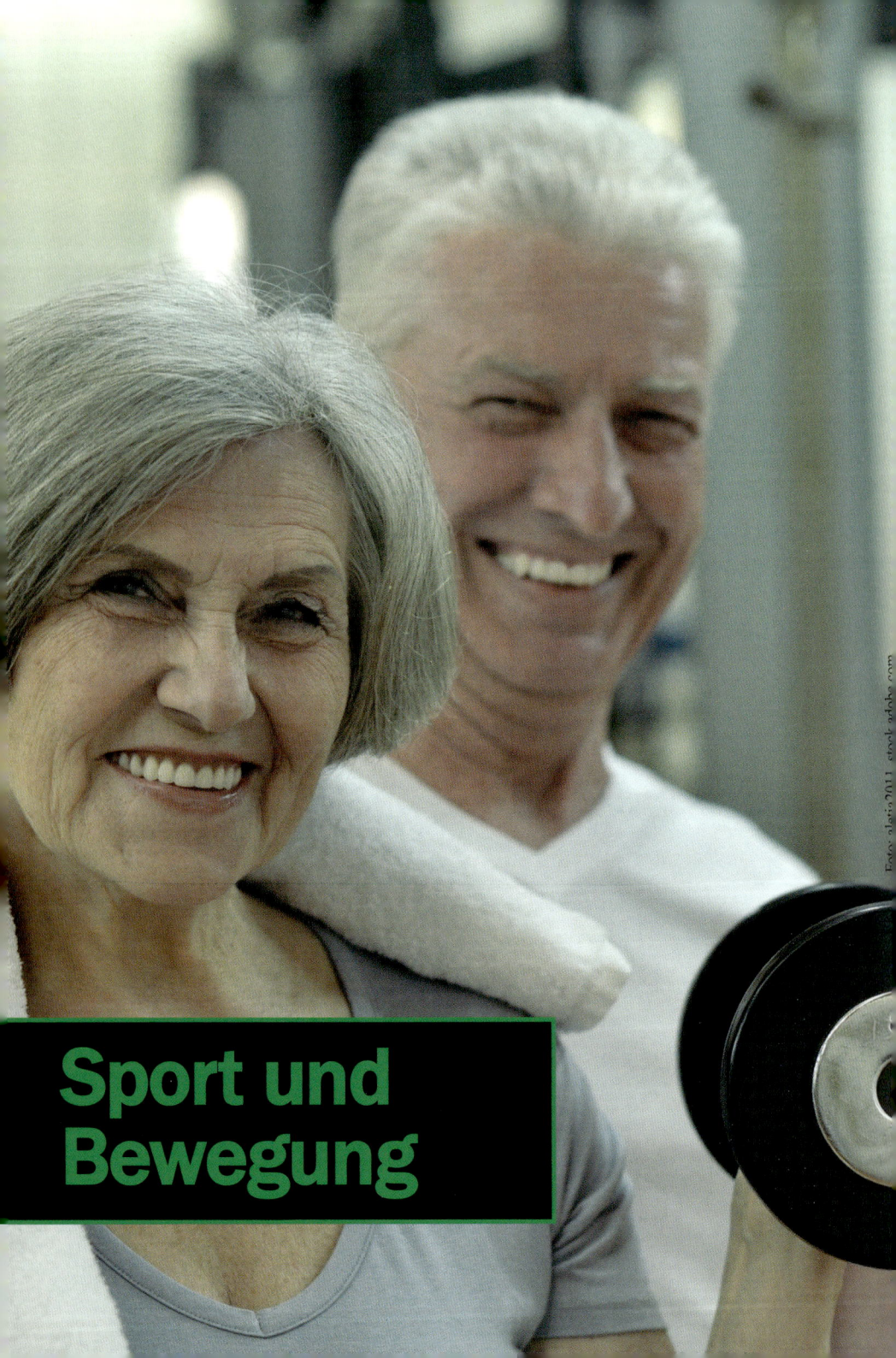

Sport und Bewegung

Mit Sport bleiben Sie 40 Jahre lang fit wie ein 40-Jähriger

Für keine Altersbremse gibt es so gute und so zahlreiche wissenschaftliche Beweise wie für den Sport. Er verbessert nicht nur Ihre Ausdauer, sondern auch Ihre Muskelkraft. Das ist wichtig, denn ohne Training verlieren Sie bis zum 70. Lebensjahr etwa 40 % Ihrer Muskelkraft. Sport steigert jedoch auch Ihre Abwehrkräfte und schützt Sie sowohl vor Altersdemenz als auch vor Krebserkrankungen.

Den vielleicht beeindruckendsten Beweis dafür, dass Sie mit Sport jung bleiben, lieferte im Frühjahr 2015 eine britische Studie der Universitäten von London und Birmingham. Probanden waren 126 Männer und Frauen zwischen 55 und 79 Jahren. Sie waren auf dem Rennrad sehr aktiv: Die Männer schafften 100 km mindestens in 6,5 Stunden, die Frauen 60 km in 5,5 Stunden. Jeder Teilnehmer durchlief eine ganze Batterie von Tests, die auf mögliche Alterserscheinungen hindeuteten (z. B. Muskelkraft, Ausdauer, Reflexe, Gedächtnisleistung).

Diese Testergebnisse wurden nun – ohne Namen und Altersangabe – einer Reihe von Ärzten vorgelegt, und zwar zusammen mit einer gleich großen Zahl von Testergebnissen einer deutlich jüngeren Probandengruppe. Die Ärzte waren nicht in der Lage, die Radfahrer-Senioren vom Alter her richtig einzustufen. Auf dem Papier sahen sie alle noch jung aus. Viele von Ihnen hatten **Werte wie 40-Jährige**.

Lediglich die Muskelkraft und die Ausdauer hatten im Alter leicht nachgelassen. Alle anderen Funktionen wie Balance, Reflexe, Stoffwechselparameter oder die Gedächtnisleistung waren bei den Hobbysportlern genauso wie bei deutlich jüngeren Probanden.

So verlängert Sport Ihr Leben:

- Der Blutdruck und die Herzfrequenz werden gesenkt.
- Die Beweglichkeit erhöht sich (weniger „steife" und schmerzende Gelenke).
- Die Muskulatur wird gestärkt.
- Die Knochen werden stabiler.
- Der Herzmuskel wird gekräftigt.
- Das Immunsystem wird aktiviert (Schutz vor Infekten und Krebs).
- Übergewicht wird abgebaut.
- Der Blutzuckerspiegel sinkt.
- Die Lungenfunktion verbessert sich.
- Konzentrationsvermögen und Gedächtnis werden gestärkt (Schutz vor Alzheimer).
- Stresshormone werden abgebaut.
- Das vegetative Nervensystem beruhigt sich (mehr Gelassenheit und höhere Stresstoleranz).
- Der Gleichgewichtssinn wird geschärft (weniger Stürze).

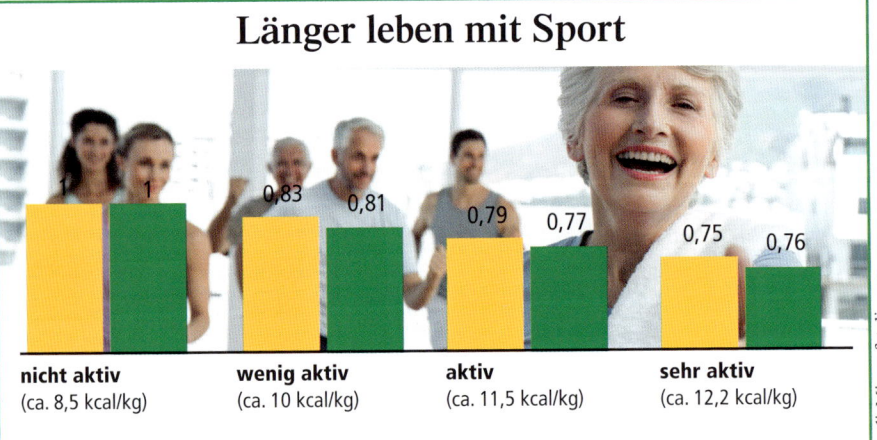

Länger leben mit Sport

1 | 1 | 0,83 | 0,81 | 0,79 | 0,77 | 0,75 | 0,76

nicht aktiv
(ca. 8,5 kcal/kg)

wenig aktiv
(ca. 10 kcal/kg)

aktiv
(ca. 11,5 kcal/kg)

sehr aktiv
(ca. 12,2 kcal/kg)

Quelle: Universität Cambridge, Großbritannien, 2015

Foto: WavebreakmediaMicro, fotolia.com

Über 300.000 Europäer wurden zwölf Jahre lang beobachtet. Die Sterblichkeit inaktiver Männer und Frauen wurde gleich 1 gesetzt. Je aktiver die Menschen waren, desto geringer war ihr Sterberisiko. Als Maß für die Aktivität galt der tägliche Energieverbrauch durch Bewegung pro Kilogramm Körpergewicht.

Schon im Jahr 2012 hatte die berühmte Kopenhagen-Herz-Studie gezeigt, dass Männer, die pro Woche eine bis zweieinhalb Stunden leicht joggen, im Schnitt **6,2 Jahre länger leben** als sportlich inaktive Probanden. Bei sportlich aktiven Frauen betrug der statistische Überlebensvorteil immerhin noch 5,6 Jahre.

Bewegungsmangel ist doppelt so riskant wie Übergewicht

Mehr Bewegung ist die beste Langzeitinvestition in eine gesunde Zukunft. Das zeigte ebenfalls im Frühjahr 2015 eine weitere britische Studie der Universität Cambridge. Dort wurden die Gesundheitsdaten (z. B. Gewicht, körperliche Betätigung, Blutwerte) von 300.000 Probanden erfasst. Nach zwölf Jahren wurde dann Bilanz gezogen. Hochgerechnet auf Europa, sind pro Jahr 676.000 vorzeitige Todesfälle auf mangelnde Bewegung zurückzuführen. Zum Vergleich: Übergewicht war nur für 337.000 Todesfälle verantwortlich. Bewegungsmangel ist für Sie also doppelt so gefährlich wie Übergewicht.

Die Studie aus Cambridge ergab aber auch Folgendes: Schon **20 Minuten schnelles Gehen pro Tag** – z. B. zum Einkaufen, beim täglichen Mittagsspaziergang oder auf dem Weg zur Arbeit – reichen aus, um Ihr Leben zu verlängern (siehe auch Kasten auf Seite 42).

Sportlich Aktive haben 50 % weniger chronische Krankheiten

Außerdem wichtig zu wissen: Mit Sport leben Sie nicht nur länger, Bewegung hält Ihnen auch die meisten Alterskrankheiten möglichst lange vom Leib. So können Sie die dadurch gewonnenen Lebensjahre bei bester Gesundheit genießen: Die Harvard-Universität in Boston/USA hat 2010 errechnet, dass sportlich aktive Menschen im Alter **nur halb so oft unter chronischen Krankheiten** (z. B. Diabetes, Arthrose oder Krebs) **leiden** wie Bewegungsmuffel.

Unter den Menschen, die ein hohes Lebensalter erreichen, sind bemerkenswert viele aktive Sportler, Wanderer und Gärtner, also vor allem Menschen, die sich **regelmäßig bewegen**. Wenig sinnvoll erscheint es dagegen, sechs Tage in der Woche lediglich herumzulungern und dann am siebten Tag aus einem schlechten Gewissen heraus Gewaltmärsche zu unternehmen.

Dreimal Sport pro Woche:
So trainieren Sie Falten einfach weg

Wenn wir altern, wird das Unterhautgewebe immer dünner, und die abschließende Hornhautschicht nimmt zu. So kommt es zu den typischen äußerlichen Alterszeichen wie Falten, Krähenfüßen oder schlaffen Hautpartien.

Im April 2014 haben Forscher der McMaster-Universität in Hamiton/Kanada auf einem Kongress in New Orleans/USA einen einfachen Weg aufgezeigt, wie Sie die scheinbar unaufhaltsame Hautalterung stoppen können. Sie entnahmen Hautproben von Freiwilligen aus verschiedenen Altersstufen zwischen 20 und 84 Jahren. Bei den sportlich Inaktiven zeigten sich in der Hautstruktur unter dem Mikroskop die typischen Unterschiede zwischen Alt und Jung. Doch bei Probanden, die über 65 Jahre alt, jedoch mindestens dreimal wöchentlich eine Stunde sportlich aktiv waren, sah die Haut genauso jung und frisch aus wie bei 20- bis 30-Jährigen.

Die Forscher fanden heraus, dass sportlich aktive Muskeln Signalmoleküle produzieren (sogenannte Myokine), die ins Blut abgegeben werden und die Hautzellen zur Regeneration anregen.

Was Sie tun können: Selbst wenn Sie bisher nicht sportlich aktiv waren, profitiert Ihre Haut, wenn Sie ein regelmäßiges Training aufnehmen. In der Studie ließen sich bereits bestehende Anzeichen der Hautalterung sogar wieder zurückdrängen.

Mehr Lebensfreude:
7 Methusalem-Tipps gegen das Altern

1. Eine **harmonische Partnerschaft** ist die beste Voraussetzung für ein langes Leben. Auch ein erfülltes Sexualleben gehört dazu. Sprechen Sie Konflikte offen an.

2. Pflegen Sie **soziale Kontakte**. Ihr Freundeskreis muss nicht groß sein, aber verlässlich.

3. **Optimismus wirkt lebensverlängernd.** Erstellen Sie eine Liste der „Top 5" Ihrer positiven Erlebnisse (z. B. Geburt Ihrer Kinder, der erste Job, Kennenlernen des Partners). Überlegen Sie: Lassen sich auch Misserfolgen positive Seiten abgewinnen? Vielleicht haben Sie dadurch etwas gelernt oder neue Freunde gewonnen.

4. **Setzen Sie sich positive Lebensziele** (z. B. die Organisation eines Familienfestes, die Teilnahme an einem Sportwettbewerb, eine Reise), und freuen Sie sich, wenn Sie Ihre Ziele erreicht haben. Wer sich nicht einfach vom Alltag treiben lässt, lebt länger. Das zeigten Forscher der Carlton- Universität im kanadischen Ottawa im Jahr 2014. In Ihrer Langzeitstudie überlebten 80 % der Probanden, die ein Lebensziel formuliert hatten, aber nur 20 % von denen ohne große Ziele.

5. **Sorgen Sie für Ruhe und Entspannung.** Stress ist die Ursache vieler körperlicher Leiden. Erlernen Sie ein Entspannungsverfahren (z. B. Yoga oder progressive Muskelentspannung).

6. **Bleiben Sie neugierig und offen.** Suchen Sie das Gespräch mit anderen Menschen. Erweitern Sie stetig Ihr Wissen. Besuchen Sie Volkshochschulkurse, lernen Sie eine neue Sprache, oder unternehmen Sie Kunst- und Kulturreisen.

7. **Bewahren Sie sich Ihren Humor.** Seien Sie weniger „verbissen". Lachen Sie auch über Missgeschicke. Erzählen Sie ab und zu mal einen Witz. Lassen Sie sich von Menschen mit schlechter Laune nicht den Tag verderben.

Ein froher und gesunder Geist hält auch Ihren Körper in Schwung

Wenn Sie wirklich 100 Jahre alt werden wollen, zählen nicht nur Ihre körperlichen Voraussetzungen, es ist auch eine Frage der Lebenseinstellung. Um es deutlich zu sagen: Mit ständig schlechter Laune und ewiger Nörgelei wird niemand richtig alt. Wir verraten Ihnen, wie Sie es besser machen: mit mehr Optimismus, mit Zielen, für die es sich zu leben lohnt, und mit weniger Stress.

Optimisten haben nicht nur mehr vom Leben, sie leben auch länger als Pessimisten und ständige Miesepeter. Das ist nun sogar wissenschaftlich bewiesen. Im Frühjahr 2015 stellten Forscher der Universität von Illinois in Urbana/USA eine entsprechende Studie mit 5.100 Probanden vor. Diese wurden seit dem Jahr 2000 alle anderthalb Jahre nach ihrer derzeitigen Lebenssituation und -einstellung befragt. Dabei sellte sich heraus, dass die optimistischen Studienteilnehmer doppelt so oft ideale Werte für Blutdruck, Blutzucker oder Blutfette aufwiesen wie ihre eher pessimistischen Altersgenossen. Aufgrund dieser Gesundheitsdaten errechneten die Forscher, dass die Optimisten voraussichtlich **etwa sieben bis zwölf Jahre länger leben** als die Pessimisten.

Das Geheimnis der Optimisten dürfte darin liegen, dass sie weniger unter Stress leiden. Denn **Stresshormone** treiben den Puls, den Blutdruck und den Blutzucker in die Höhe. Die Muskeln verspannen sich, und sogar die Faltenbildung der Haut wird beschleunigt.

So steigt Ihre Lebensfreude:

- Genießen Sie jeden Tag ganz bewusst die positiven Dinge in Ihrem Leben (z. B. Familie, schönes Zuhause, keine schweren Krankheiten).
- Akzeptieren Sie Ihre Schwächen.
- Werden Sie sich aber auch Ihrer Stärken bewusst.
- Machen Sie anderen Menschen regelmäßig eine Freude (z. B. mit angenehmen Gesprächen oder gemeinsamen Spaziergängen).

Der britische Altersforscher Desmond Morris, Autor des Buchs „Der nackte Affe", hat jahrelange Untersuchungen mit besonders langlebigen Menschen durchgeführt. Dabei ist er auf gewisse typische Wesensmerkmale und Lebenseinstellungen gestoßen. Er rät vor allem zu **mehr Gelassenheit**: „Rasende Wut und Ängste, die einen Menschen zum Nägelkauen treiben, sind die natürlichen Verbündeten der Beerdigungsunternehmer", so der Zoologe.

Beschwören Sie also nicht dauernd die guten alten Zeiten herauf und sehen Sie hoffnungsvoll in die Zukunft. So auch Desmond Morris' Rat an Rentner und Pensionäre: „Der Abschied vom Arbeitsleben sollte der Startschuss für eine neue, fesselnde Tätigkeit sein."

Vergessen Sie das Denken nicht!

Altersforscher an der Harvard-Universität in Boston/USA beobachten in einer Langzeitstudie seit den 1940er Jahren 600 Probanden, die in den 1920er Jahren geboren wurden. Diese Studie liefert immer wieder neue und überraschende Erkenntnisse darüber, welche Eigenschaften für ein möglichst langes Leben entscheidend sind. Als wichtig hat sich z. B. die Art herausgestellt, wie Sie mit Konflikten umgehen. Positiv wirkten sich hier beispielsweise aus: Gelassenheit, Humor und Großherzigkeit. Negativ schlugen zu Buche: Probleme verdrängen, Ärger in sich hineinfressen und ein Hang zur Hypochondrie.

Ein weiteres Ergebnis der Harvard-Langzeitstudie: Langlebige Menschen zeichnen sich durch eine **hohe geistige Flexibilität** aus. Die zu bewahren, fällt vielen älteren Menschen oft schwer, z. B. nach dem Ausstieg aus dem Berufsleben. Es ist allerdings ein absoluter Irrglaube, dass dafür ein langsames Absterben der Hirnzellen verantwortlich wäre. Denn die aktive Hirnmasse bleibt bis ins hohe Alter ziemlich konstant. Wichtiger ist vielmehr, dass Sie diese Kapazitäten nicht brachliegen lassen, sondern aktiv nutzen. Ihr Gehirn ist wie ein Muskel: Wenn Sie es nicht gebrauchen, wird es schwächer.

Das stärkt Ihre geistige Fitness:
- Fantasie und Kreativität (z. B. ein Hobby)
- Humor und Geselligkeit (Kartenspiele, kulturelle Veranstaltungen)
- anregende Gespräche (Unternehmungen mit Freunden, Ehrenämter)

Um Ihre geistigen Fähigkeiten zu erhalten, sollten Sie also nicht nur stur Dinge auswendig lernen. Wichtiger ist es, flexibel zu bleiben, die Gedanken einmal andere Wege gehen zu lassen. Ein probates Mittel, um Ihr Gehirn fit zu halten, sind Denksportaufgaben, Spiele oder auch das Erlernen von Fremdsprachen.

Sport und Bewegung:
7 Methusalem-Tipps gegen das Altern

1. Als ideale Sportdosis gelten **150 Minuten pro Woche** (2,5 Stunden) – möglichst aufgeteilt auf drei einzelne Einheiten.

2. Trainieren Sie nicht nur Ihre **Ausdauer** (z. B. Joggen, Walking, Schwimmen, Radfahren). Genauso wichtig sind Übungen für mehr **Muskelkraft** (z. B. Fitnessstudio, Hanteln, Liegestütze, „Crunch") sowie für mehr **Koordinationsvermögen** und **Beweglichkeit** (z. B. Gymnastik, Aerobic, Ballspiele). Tipp: Belasten Sie alle größeren Muskelgruppen Ihres Körpers fünf- bis zehnmal täglich etwa fünf Sekunden lang.

3. Schließen Sie sich einer **Sportgruppe** an. Das motiviert und fördert die sozialen Kontakte.

4. Lassen Sie sich vor Aufnahme des Trainings gründlich **untersuchen,** vor allem das Herz und die Lunge.

5. Nutzen Sie auch im **Alltag** jede Gelegenheit zu mehr Bewegung. Das ist genauso effektiv wie ein gezieltes Training. Nehmen Sie stets die Treppe statt Lift oder Rolltreppe. Erledigen Sie kleinere Besorgungen mit dem Fahrrad oder zu Fuß und nicht mit dem Auto. Schaffen Sie sich einen Hund an, und machen Sie leichtere Garten- und Hausarbeit selbst.

6. **Trainieren Sie nur in gesundem Zustand.** Mit einer Erkältung, Grippe oder sonstigen akuten Erkrankungen gehören Sie nicht auf den Sportplatz. Sonst kann der Infekt auf das Herz übergreifen (Herzmuskelentzündung). Warten Sie nach der Genesung mindestens noch eine Woche mit dem Sport. Trainieren Sie auch nie unter Schmerzen.

7. **Beginnen Sie vorsichtig** mit dem Sport, und steigern Sie die Belastung (Intensität, Häufigkeit und Dauer) nur langsam. Sorgen Sie für ausreichende Erholungspausen. Trainingsfreie Tage und ausreichend Schlaf sind wichtig zur Regeneration. Denn neue Muskeln und Nervenverknüpfungen werden nicht während, sondern nach dem Training gebildet.

So stoppen Sie den altersbedingten Kraftverlust

Etwa ab dem 45. Lebensjahr gehen uns altersbedingt jährlich 1 bis 2 % Muskelmasse verloren. Die Folgen: Das Treppensteigen fällt schwerer, Einkaufstaschen werden zur Last, die Gelenke schmerzen, weil ihnen die Entlastung durch die Muskulatur fehlt. Wie lässt sich der Muskelschwund eindämmen? Dieser Frage sind im Oktober 2014 Wissenschaftler aus allen Kontinenten unter der Federführung der Universität Madrid in der Fachzeitschrift *Age and Aging* nachgegangen. Sie haben 4.810 wissenschaftliche Studien gesichtet, um daraus ein allgemein gültiges Fazit herauszudestillieren.

D as Ergebnis: Am effektivsten ist tatsächlich ein Sportprogramm, das sich aus den Elementen Kraft, Ausdauer, Beweglichkeit und Koordination zusammensetzt. Ergänzend sind muskelaufbauende Präparate hilfreich. Positive Studien gibt es derzeit für die Gabe von 2 bis 3 g Leucin täglich. Einige Studien hatten außerdem die muskelstärkende Wirkung der natürlichen Substanz HMB (Hydroxymethyl-Buttersäure) gezeigt (2 bis 3 g täglich).

Was Sie tun können: Anregungen für ein ausgewogenes Sportprogramm bestehend aus Ausdauer-, Kraft- und Beweglichkeitstraining, Koordination und Balance finden Sie auf den folgenden Seiten.

Als zusätzliche Option (oder wenn Sie keinen Sport mehr betreiben können) eignen sich muskelaufbauende Aminosäure-Präparate. Die müssen allerdings unbedingt Leucin enthalten.

Muskelaufbauendes HMB erhalten Sie im Versandhandel, z. B. bei Makiola Nutrition, www.sportnahrung-vital.de, Tel.: 02871/2 36 81 76, oder bei Fitoba, www.fitoba.de, Tel.: 02801/9 88 57 75.

Trainingselement 1: Ausdauer

Mit diesen Sportarten trainieren Sie Ihre Ausdauer:

- Jogging (Dauerlauf)
- Walking (schnelles Gehen)
- Wandern
- Radfahren
- Schwimmen
- Rudern
- Skilanglauf
- Inline-Skaten
- Gerätetraining (Laufband, Fahrradergometer, Stepper, Crosstrainer etc.)

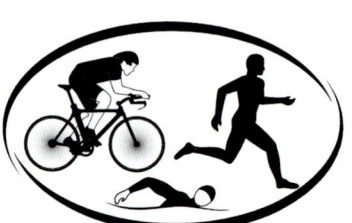

Für welche Ausdauersportart Sie sich entscheiden, hängt letztlich von Ihren persönlichen Vorlieben ab. Selbstverständlich können Sie auch verschiedene Aktivitäten abwechselnd betreiben.

Tipps zum richtigen Ausdauertraining

- Vor dem Training sollten Sie Aufwärm- und Dehnübungen absolvieren.
- Wichtig ist ein langsamer Beginn. Überfordern Sie sich nicht und brechen Sie das Training ab, wenn Sie zu erschöpft sind bzw. Unwohlsein oder Schmerzen auftreten.
- Schweiß darf ruhig fließen. Erst dann werden die Organsysteme auch wirklich gefordert.
- Wer ins Keuchen kommt, der übertreibt. Am Ende des Trainings sollten Sie nicht „völlig ausgepumpt" sein.
- Verzichten Sie beim Joggen auf den „Endspurt". Dadurch übersäuern die Muskeln kurz vor Schluss unnötig. Das verlängert die Regenerationszeit.
- Beenden Sie das Training mit einer lockeren Abkühlphase.
- Sie schonen Ihre Gelenke, wenn Sie auf weichem Waldboden laufen. Meiden Sie Asphalt.
- Ihre Laufschuhe sollten nicht zu weich sein: Je härter der Untergrund, desto härter sollte die Federung der Schuhe sein.
- Die Zehen sollten im Schuh nach vorne etwa 1 cm Platz haben.

Trainingselement 2: Kraft

Pro Durchgang machen Sie zunächst zehn Wiederholungen, dann eine kleine Pause, in der Sie sich lockern, und danach noch einmal einen Block von zehn Wiederholungen.

Übung 1: Armkraft – Wandliegestütz

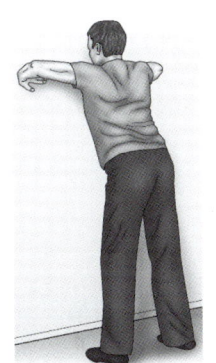

Stellen Sie sich mit dem Gesicht zu einer Wand (Abstand etwa eine Armlänge). Nun stützen Sie sich mit beiden Händen an der Wand ab; die Ellenbogen zeigen dabei nach außen. Beugen Sie die Arme und lehnen Sie sich dabei in Richtung Wand. Danach drücken Sie sich wieder in die Ausgangslage zurück.

Übung 2: Gewichte halten

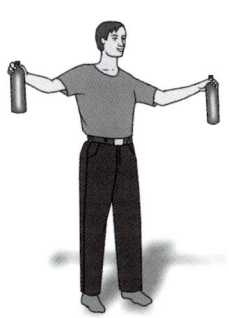

Nehmen Sie 2 Gewichte von jeweils etwa 1 kg (z. B. Hanteln, mit Wasser oder Sand gefüllte Plastikflaschen) in die Hände und strecken Sie diese seitwärts auf Schulterhöhe aus. Halten Sie die Gewichte etwa 2 bis 3 Sekunden lag und senken Sie sie dann wieder ab.

Wiederholen Sie diese Übung 20- bis 30-mal. Atmen Sie dabei ruhig weiter und halten Sie nicht die Luft an, um die Gewichte besser halten zu können (Pressatmung).

Übung 3: Zeitung ziehen

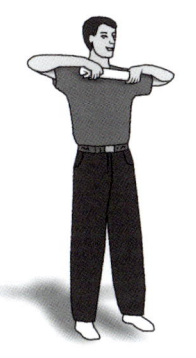

Rollen Sie eine Zeitung zusammen und fassen Sie die Enden von oben mit den Händen (etwa auf Schulterhöhe), die Füße stehen schulterbreit auseinander.

Jetzt versuchen Sie, die Zeitung mit aller Kraft zu zerreißen. Das wird Ihnen selbstverständlich nicht gelingen, aber es ist wichtig, möglichst viel Kraft aufzubringen und diese etwa 15 Sekunden zu halten. Danach atmen Sie kurz durch und entspannen sich. Wiederholen Sie die Übung 3- bis 5-mal.

Übung 4: Rückenmuskulatur – Rumpfbeugen

Sie stehen aufrecht mit gestreckter Wirbelsäule, die Füße sind schulterbreit auseinander. Heben Sie die Arme auf Schulterhöhe an, die Ellenbogen sind gebeugt (1). Spannen Sie den Schulter- und Beckengürtel an, und beugen Sie sich so weit wie möglich nach vorn (2). Nun strecken Sie die Arme in dieser Haltung nach vorne; zwei bis drei Sekunden halten, dann die Arme wieder einziehen und den Körper aufrichten.

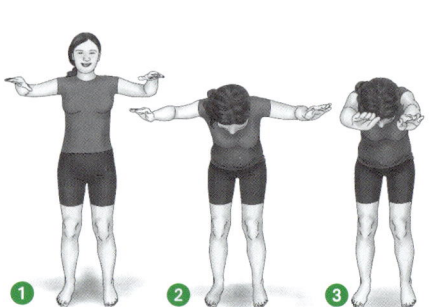

Übung 5: Schultermuskeln – Unterarme drehen

Sie stehen mit leicht gebeugten Knien, die Füße schulterbreit auseinander. Drücken Sie die Oberarme fest an den Körper, die Unterarme sind senkrecht abgewinkelt und zeigen nach vorne, die Handflächen zeigen nach oben.

Jetzt ziehen Sie die Schultern nach unten und drehen dabei die Unterarme zur Seite.

Wichtig: Lösen Sie die Ellenbogen nicht vom Körper.

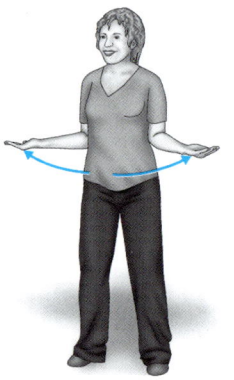

Übung 6: Beinmuskeln – Ausfallschritt

Machen Sie einen weiten Schritt nach vorne, und stützen Sie sich mit den Händen auf dem Oberschenkel ab (1). Strecken Sie nun das andere Bein nach hinten aus, und senken Sie das Knie fast bis zum Boden ab (2). Danach ist das andere Bein an der Reihe.

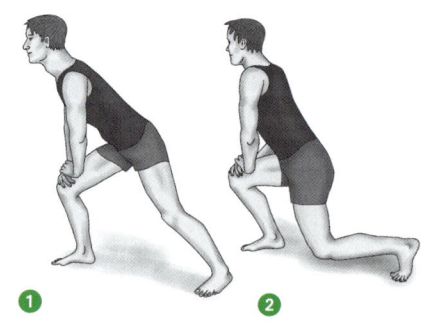

Trainingselement 3: Beweglichkeit

Übung 1: Beinmuskulatur dehnen

Sie stehen aufrecht und gehen auf der Stelle. Dabei heben Sie bei jedem Schritt die Ferse so hoch wie möglich in Richtung Po, wenn möglich, berühren Sie ihn sogar.

Machen Sie die Übung 20-mal pro Bein.

Übung 2: Katzenbuckel – die Wirbelsäule mobilisieren

Knien Sie sich hin und gehen Sie in den „Vierfüßlerstand"; das Körpergewicht ruht auf den Händen und Knien. Nun wechseln Sie zehn- bis 15-mal zwischen „Buckel" und „Hohlkreuz" ab.

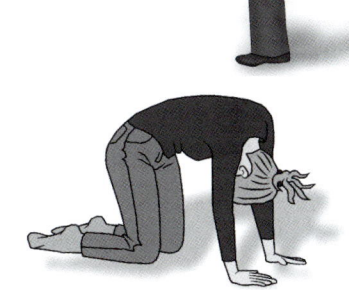

Blicken Sie am Ende noch jeweils fünfmal nach rechts und links hinten in Richtung Gesäß.

Übung 3: Arme dehnen

Sie stehen aufrecht, die Füße sind geschlossen. Führen Sie die gestreckten Arme so weit hinter den Rücken, bis Sie den Dehnungsreiz spüren. Die Handflächen zeigen dabei vom Körper weg.

Federn Sie fünf- bis zehnmal mit den Armen nach innen. Danach die Arme wieder an die Körperseite bewegen (fünf Wiederholungen).

Übung 4: Nackenmuskeln strecken

Sie stehen aufrecht und führen Ihr Kinn in Richtung Brust (1). Jetzt heben Sie den Kopf zuerst nach links an (2), senken ihn wieder zur Mitte ab und heben ihn danach nach rechts an (pro Richtung fünf- bis zehnmal).

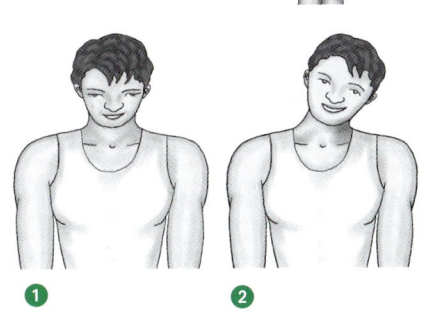

Trainingselement 4: Koordination und Balance

Übung 1: Einbeinstand

Stellen Sie sich aufrecht hin, und heben Sie das rechte Bein an. Zur Sicherheit können Sie einen Stuhl neben sich stellen und sich notfalls an seiner Lehne festhalten. Versuchen Sie, mindestens 30 Sekunden lang das Gleichgewicht zu halten. Dann wechseln Sie das Bein.

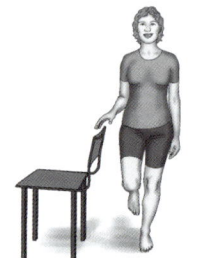

Übung 2: Auf dem Boden balancieren

Legen Sie eine Schnur auf den Boden (Mindestlänge: 2 m) und versuchen Sie, auf ihr wie ein „Seiltänzer" zu gehen. Schaffen Sie auch die Wende am Ende der Schnur, ohne dabei das Gleichgewicht zu verlieren?

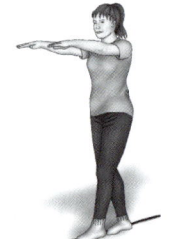

Übung 3: Auf einem Ball sitzen

Setzen Sie sich auf einen großen Gymnastikball und verlagern Sie das Gewicht zuerst nach vorne, dann nach hinten und schließlich zu beiden Seiten. Höhere Schwierigkeitsstufe: Stützen Sie sich nur noch mit einem Bein ab oder schließen Sie dabei die Augen.

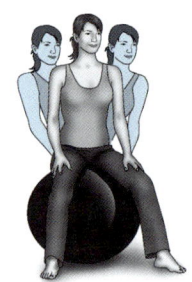

Übung 4: Einen Ball fangen

Sie stehen aufrecht und werfen einen weichen Stoffball über den Kopf in die Höhe. Fangen Sie den Ball möglichst oft wieder auf (20-mal wiederholen).

Höhere Schwierigkeitsstufe: Nehmen Sie einen kleineren Ball, oder stehen Sie beim Fangen nur auf einem Bein.

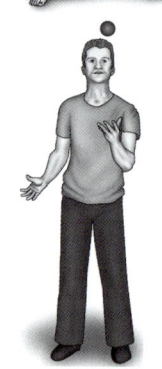

Geistige Fitness bewahren:
7 Methusalem-Tipps gegen das Altern

1. **Fordern Sie Ihr Gehirn.** Geistige Fähigkeiten, die brachliegen, gehen mit der Zeit verloren. Lernen Sie eine Fremdsprache, machen Sie Reisen, oder engagieren Sie sich in einer kulturell tätigen Gruppe (Chor, Theater etc.).

2. **Spielen Sie Schach, Skat** oder andere Taktik-Spiele. Eine französische Studie ergab 2013, dass solche Spiele das Demenzrisiko um 15 % senken können. Die Spiele verbessern die sogenannte kognitive Reserve Ihres Gehirns. Sie schaffen sich einen Vorrat an geistigen Fähigkeiten, von dem Sie auch im Alltag profitieren.

3. **Versuchen Sie stets, sich zu verbessern.** Es nützt Ihrer geistigen Fitness wenig, wenn Sie jeden Tag nur das leichte Kreuzworträtsel in der Tageszeitung lösen. Begnügen Sie sich nicht mit dem Einfachen. Nehmen Sie die nächste Schwierigkeitsstufe in Angriff.

4. **Schreiben Sie mit der Hand.** Tippen Sie Texte nicht am Computer, sondern nehmen Sie den guten alten Füller. Das verbessert die Hirn-Hand-Koordination und stärkt die Denkleistung. Von Hand geschriebene Texte vergessen Sie auch weniger leicht. Das haben Studien ergeben.

5. **Handarbeiten** halten ebenfalls jung. Fangen Sie beispielsweise wieder mit dem Stricken an. Eine Untersuchung an 3.500 Strickbegeisterten im Jahr 2013 durch Universitäten in Irland und Wales hat ergeben: Je öfter Sie zur Nadel greifen, desto höher ist Ihre geistige Fitness. Ähnliche Erfolge lassen sich auch mit Gartenarbeit oder anderen handwerklichen Hobbys erzielen.

6. Lassen Sie regelmäßig Ihr **Seh- und Hörvermögen testen**. Tragen Sie verordnete Brillen und Hörgeräte. Ihre geistige Leistungskraft lässt nach, wenn weniger Sinnesreize im Gehirn ankommen. Der Körper bewahrt nur das, was auch genutzt wird.

7. Ein **regelmäßiger Nachtschlaf** (sieben bis neun Stunden) hält jung. Ein 20-minütiger **Mittagsschlaf** verbessert z. B. nach einer Studie der Universität München aus dem Jahr 2013 die geistige Leistungsfähigkeit um 20 %.

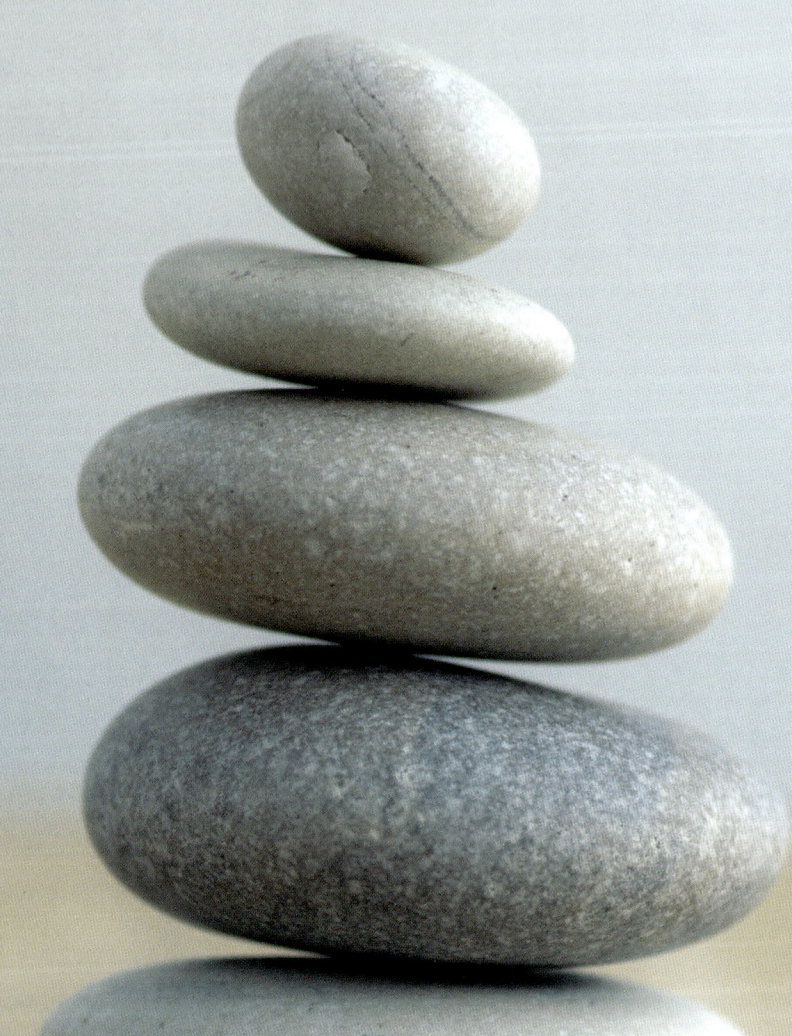

Haut und Pflege

Was eine gute Hautcreme wirklich enthalten sollte – und was besser nicht

Die Auswahl an Hautpflegeprodukten ist ähnlich unübersichtlich wie ein pariser Kreisverkehr. Doch fast alles, was Sie auf dem Markt finden, ist für die alternde Haut wenig geeignet – selbst wenn die Cremes vollmundig mit dem Schlagwort „Anti-Aging" werben. Wir sagen Ihnen, was Ihre Haut ab 50 wirklich braucht.

D ie Zellen der Oberhaut (Epidermis) liegen wie Dachziegel übereinander und bilden einen dichten Verbund. In der darunter liegenden Keimschicht werden ständig neue Hautzellen gebildet, die langsam nach außen wandern und – wenn die äußerste Schicht erreicht ist – verhornen und absterben. Die gesamte Epidermis wird so etwa alle 30 Tage erneuert. Doch bereits ab dem 25. Lebensjahr bei Frauen und dem 35. Lebensjahr bei Männern benötigt die Haut für diesen Regenerationsprozess wesentlich länger (bis zu zwei Monate). Ab dann beginnen sich mit Fältchen auf der Stirn und um die Augen die ersten Alterungserscheinungen zu zeigen.

Wie schnell Ihre Haut altert, hängt stark von Ihrer genetischen Ausstattung und von Lebensstilfaktoren ab, beispielsweise Sonnenbelastung, Vitalstoffmängeln oder Erkrankungen (u. a. Diabetes, Darmleiden).

Das sind Anzeichen der Hautalterung:

- Die Haut wird trockener und spröder (verringerte Talgproduktion und geringere Bindekapazität für Wasser).
- Es bilden sich Falten (Bindegewebsfasern verlieren an Elastizität).
- Die Haut wird dünner; rote Äderchen beginnen durchzuschimmern.
- Die Durchblutung und damit die Nährstoffversorgung verschlechtern sich.
- Altersflecken treten vermehrt auf.
- Die obere Hautschicht (Epidermis) erneuert sich nur noch langsam (verringerte Zellneubildung in der Keimschicht).
- Die Sensibilität lässt nach (Rückgang von Sinnesrezeptoren für Berührungen und Temperaturen).
- Die Wundheilung ist verzögert.

Die Hautalterung ist also ein ganz normaler natürlicher Vorgang. Allerdings ist sie der erste Alterungsprozess des Körpers, den Sie und Ihre Mitmenschen auch tatsächlich sehen und im Wortsinn „hautnah" miterleben. Das macht die ganze Sache für viele von uns so problematisch. Rein medizinisch ist reife Haut dagegen kein Anzeichen für eine Krankheit oder einen Mangel.

Tendenziell wird die Haut im Alter lediglich etwas anspruchsvoller. Sie neigt dann eher zu **Spannungen, Juckreiz und entzündlichen Rötungen** – vor allem wegen der zunehmenden Hauttrockenheit.

Hautcremes: Glycerin und Harnstoff binden die Feuchtigkeit

Oft genügen schon kleine Tricks und Kniffe, damit Sie die Hautalterung und die damit zusammenhängenden Probleme besser in den Griff bekommen. Als sehr angenehm wird beispielsweise oft **Kühle** empfunden. Dazu müssen Sie nicht auf kühlendes Rasierwasser oder Franzbranntwein zurück-

Das sind sinnvolle Zusätze bei Hautpflegeprodukten

Aloe vera	natürlicher Feuchtigkeitsbinder, beruhigt und entspannt die Haut
Avocadoöl	unterstützt die natürliche Barrierefunktion der Haut
Bienenwachs	wirkt rückfettend
Bisabolol	Extrakt aus Kamille, wirkt hautberuhigend und entzündungshemmend
Ceramid	Bestandteil des natürlichen Hautfetts, feuchtigkeitsbindend und entzündungshemmend
Dexpanthenol	beruhigt entzündete Haut
Glycerin	bindet Feuchtigkeit
Hyaluronsäure	Feuchtigkeitsbinder und Bestandteil des Hautbindegewebes
Jojobaöl	flüssiges Wachs, schützt vor Austrocknung
Mandelöl	gut verträgliches Öl zur Hautfettung
Rosmarinöl	gute Hautfettung und gleichzeitig antibakterielle Wirkung
Harnstoff (Urea)	Feuchtigkeitsbinder, gleichzeitig juckreizstillend, antibakteriell und entschuppend
Vitamin A	Förderung der Hautregeneration
Zink	wirkt kühlend und entzündungshemmend

greifen: Betupfen Sie die Haut einfach hin und wieder mit Wasser, das Sie im Kühlschrank aufbewahren.

Als **Hautpflegeprodukte** sind fettreiche Wasser-in-Öl-Emulsionen geeignet, die mit feuchtigkeitsbindenden Substanzen versetzt sind – z. B. Glyzerin (5 bis 10 %) oder Harnstoff (3 bis 10 %, auf den Etiketten oft als „Urea" bezeichnet) bzw. eine Kombination auf beiden Stoffen (jeweils 5 %).

Achten Sie darauf, dass die Produkte frei von Konservierungs-, Duft- und Farbstoffen sind. **Empfehlenswerte Hautcremes**, die auch in vielen Altenheimen und Kliniken verwendet werden, sind unter anderem Ultrabas® (1.000 g ca. 30 €), Nutricent Cream® (500 g ca. 33 €) oder Silonda® Lipid Lotion (500 ml ca. 10 €).

Extratipp: Salben und Cremes aus Tuben sind oft mit weniger Konservierungsstoffen versetzt als die bei Pflegecremes beliebten Döschen und Tiegel. Die sehen vielleicht „hübscher" aus, neigen wegen ihrer großen Öffnungen jedoch zur Verkeimung. Deshalb müssen solche Cremes durch mehr Konservierungsstoffe geschützt werden.

Zu warmes Wasser und Seife schaden der reiferen Haut

Die ideale Wassertemperatur zum Waschen beträgt 22 bis 27 °C. Generell ist kälteres Wasser besser als zu warmes, da es den schützenden Fettfilm auf der Haut weniger angreift. Da die Haut im Alter immer empfindlicher wird,

Vorsicht vor Seife!

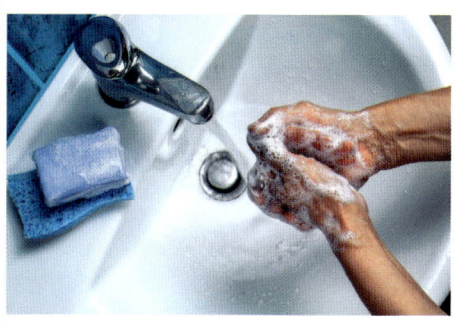

Foto: Volodymyr Shevchuk, stock.adobe.com

Zum Waschen trockener Altershaut sollten Sie möglichst eine pH-neutrale Seife oder sogenannte Syndets verwenden (synthetische Detergenzien). Denn normale Seifen sind sehr alkalisch und zerstören den Säureschutzmantel der Haut, der Sie vor schädlichen Bakterien schützt.

sollten Sie zum Waschen **keinen Waschlappen verwenden**. Das Rubbeln damit würde Ihre Haut unnötig reizen. Waschen Sie sich besser mit den bloßen Händen oder einem weichen Badeschwamm.

Insgesamt sollten Sie bei der Körperpflege beachten, dass hier weniger oft besser ist als mehr. Das beginnt bei der Zahl der wöchentlichen Duschen und Bäder, trifft aber auch auf die Preise und Mengen der verwendeten Pflegeprodukte sowie deren Zusatzprodukte zu.

Wasser, eine sanfte Seife sowie je eine rückfettende Creme für Tag und Nacht: Mehr braucht Ihre Haut im Prinzip nicht. Ohnehin gilt für Ihre Haut: Wahre Schönheit kommt von innen – deshalb ist eine gute Versorgung mit Nähr- und Vitalstoffen über die Ernährung viel wichtiger als jedes Hautpflegeprodukt.

Altersflecken: Was ist das eigentlich?

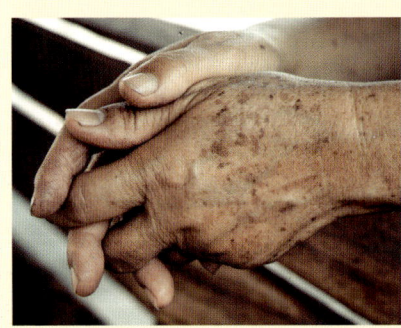

Die bräunlichen Flecken auf der Haut befinden sich bevorzugt an Hautpartien, die dem Sonnenlicht ausgesetzt sind – vor allem Gesicht und Handrücken. Es handelt sich dabei um Ablagerungen oxidierter Fettsäuren – das so genannte Lipofuscin. Der Körper kann es nicht abbauen, und es bleibt nach dem Absterben der Hautzellen im Gewebe zurück.

So schützen Sie sich:

— Das Gesicht stets durch eine Mütze beschatten.
— Gesicht und Handrücken bei Sonnenbädern gut eincremen (Lichtschutzfaktor mindestens 20).
— Die Haut mit ausreichend Antioxidantien versorgen (diese neutralisieren aggressive Sauerstoffradikale, die die Fettsäuren zu Lipofuscin umwandeln).

9 kleine Tricks:
So bleibt Ihre Haut jung und frisch

1 **Schränken Sie Ihren Alkoholkonsum ein.** Alkohol verstärkt die Talgproduktion und verstopft so die Hautporen. Die Folge sind Pickel und Mitesser. Außerdem erweitern sich bei Dauerkonsum die feinen Blutkapillaren im Gesicht – vor allem der Bereich um die Nase rötet sich und schwillt an. Alkohol fördert außerdem Hautinfektionen, weil er das Immunsystem schwächt.

2 **Hören Sie auf zu rauchen.** Nikotin stört die Durchblutung der Haut – das lässt sie fahl und grau aussehen. Straffende Bindegewebsfasern werden zerstört, und die Haut wird faltig.

3 **Zweimal wöchentlich ein Mandelpeeling.** Mischen Sie folgende Zutaten zu einem Brei:
- 2 bis 4 EL Naturjogurt
- 2 bis 4 EL geriebene Mandeln
- 1 TL Ringelblumenextrakt (aus Reformhäusern, Bioläden oder Apotheken)
- 1 TL Honig

Verteilen Sie das Peeling auf dem Gesicht (bei Frauen auch aufs Dekolleté) und massieren Sie es zwei bis vier Minuten lang ein. Danach spülen Sie es mit Wasser ab. Die Milchsäure des Jogurts erleichtert die Ablösung alter Hautschüppchen. Ringelblumenextrakt ist reich an Karotinen und Flavonoiden, die die Regeneration der Haut fördern. Die geriebene Mandel enthält pflegendes Öl und hilft mechanisch beim Ablösen der Hautschuppen.

4 **Vermeiden Sie Puder.** Puder entziehen der ohnehin meist trockenen Altershaut noch mehr Wasser und Fette. Ähnlich wirken alkoholhaltige Hautpflegemittel.

5 **Duschen Sie, statt zu baden.** Es klingt paradox, aber ein Bad im Wasser macht Ihre Haut trocken. Der Grund: Wasserbindende Stoffe (u. a. Harnstoff, Milchsäure, Glyzerin und Hyaluronsäure) werden aus der Haut herausgezogen. Deshalb ist Duschen für trockene Altershaut die bessere Wahl. Nutzen Sie eine milde Seife, die Sie sorgfältig abspülen.

6 **Baden Sie mit Ölzusätzen.** Wenn Sie ab und an ein entspannendes Vollbad nehmen möchten, spricht jedoch selbstverständlich nichts dagegen. Zur Rückfettung geben Sie dann einige Milliliter Öl

(z. B. Mandel oder Jojoba) ins Badewasser. Eine halbe Tasse Milch sorgt als Emulgator dafür, dass sich das Fett besser im Wasser verteilt. Bei trockener Haut sollten Sie jedoch nicht länger als 10 bis 15 Minuten baden.

7 **Trocknen Sie sich stets gründlich ab.** Feuchte Haut neigt zu Infektionen und wird schneller wund. Das gilt besonders an Körperpartien, an deren Haut mit Haut in Kontakt kommt (z. B. zwischen Armen und Oberkörper oder an den Oberschenkeln).

8 **Cremen Sie sich einmal täglich ein.** Nach dem Duschen oder Baden sollten Sie sich möglichst rasch eincremen. Einmal pro Woche sollten Sie das vom Kopf bis zu den Füßen tun, bei sehr trockener Haut eventuell täglich.

9 **Feuchten Sie Ihre Raumluft an.** So verhindern Sie das weitere Austrocknen Ihrer Haut. Stellen Sie in der Heizperiode flache Schalen mit Wasser auf die Heizung, oder verwenden Sie einen Feuchtigkeitsvernebler (stets gut reinigen). Mit einem Hygrometer können Sie die Raumfeuchtigkeit kontrollieren. Sie sollte zwischen 50 und 60 % liegen.

So schlafen Sie sich schön

Erstmals haben Forscher des Case-Medical Center in Cleveland/ USA den Zusammenhang zwischen Schlafqualität und Hautalterung untersucht. Ihre Ergebnisse stellten sie im Juli 2013 auf einem Dermatologen-Kongress in Edinburgh/Schottland vor. An der Studie hatten 60 Frauen zwischen 30 und 49 Jahren teilgenommen. Die Hälfte von ihnen litt unter Schlafstörungen. In verschiedenen Tests wurden in dieser Gruppe Anzeichen einer vorzeitigen Hautalterung deutlich. Beispielsweise war die Haut weniger elastisch, neigte verstärkt zu Entzündungen und hatte auch ihre Barrierefunktion gegen Umweltschadstoffe eingebüßt.

Was Sie tun können: Nicht nur Ihrer Haut zuliebe sollten Sie auf einen geregelten Schlafrhythmus achten. Aus anderen Studien ist bekannt, dass zu wenig Schlaf unter anderem auch Diabetes, Übergewicht, Krebs und Herzerkrankungen fördert.

Warum farbiges Gemüse und viel Fisch wichtiger sind als teure Salben

Wahre Schönheit kommt von innen. Deshalb sollten Sie für Ihre Haut vorsorgen und ganz besonders auf eine gute Versorgung mit Vitalstoffen achten. Eine gesunde Ernährung ist das einfachste und viel zu selten angewandte Schönheitsmittel. Lesen Sie hier, warum im höheren Lebensalter oder bei Wundheilungs- und Pigmentstörungen auch Vitalstoffpräparate immer wichtiger werden.

Hautpflegemittel und Kosmetika allein genügen – trotz aller Versprechungen der Hersteller – bei Weitem nicht, um Ihre Haut bis ins hohe Alter jung und straff zu halten. Denn in die tieferen Hautschichten dringen die meisten der enthaltenen Wirkstoffe gar nicht vor. Und gerade dort spielen sich die wichtigen Regenerationsprozesse ab.

Wie Vitalstoffe Ihre Haut schützen:

- Sie wirken als Antioxidantien und neutralisieren Sauerstoffradikale, die u. a. durch UV-Strahlung entstehen (Beispiele: **Vitamin C, E, Beta-Karotin, Selen**).
- Sie hemmen Entzündungen und senken somit die Neigung zu Ekzemen sowie Juckreiz (Beispiele: **ungesättigte Fettsäuren, Vitamin B$_2$**).
- Sie fördern die Regeneration der Haut und die Wundheilung (Beispiele: **Zink, Vitamin A**).

Auf welche Nährstoffe Sie beim Zusammenstellen Ihres Speiseplans besonders achten sollten, erfahren Sie in der Tabelle auf Seite 66/67. Nicht immer reicht eine gesunde Ernährung aus, um Sie gut mit den wichtigsten Haut-Vitaminen zu versorgen. Das kann z. B der Fall sein, wenn Sie weniger als fünf Portionen Obst und Gemüse täglich verzehren, an chronischen Darmerkrankungen leiden oder das 65. Lebensjahr überschritten haben (dann werden viele Vitalstoffe im Darm nur noch unzureichend aufgenommen).

Deshalb haben wir in der Tabelle auf Seite 66/67 auch Tagesdosierungen genannt, die ein Nahrungsergänzungsmittel enthalten sollte, damit es Ihrer Haut zu Gute kommt.

Vitamin C hält Ihre Haut glatt und faltenfrei

Wie gut Sie sich beispielsweise mit **Vitamin C vor Falten schützen** können, zeigten Wissenschaftler des Unilever Forschungsinstituts in Bedford/ Großbritannien im Jahr 2007. Sie haben ermittelt, welche Lebensmittel-Inhaltsstoffe Ihre Haut möglichst lange jung und elastisch aussehen lassen. Dazu wurden 4.000 Frauen im Alter über 40 Jahre nach ihren Essgewohnheiten befragt und dann bis zu 30 Jahre lang weiter beobachtet.

Als bester Hautschutz-Faktor stellte sich dabei Vitamin C heraus: Je mehr die Frauen davon täglich aufnahmen, umso weniger Falten hatten sie, und die Haut wurde im Alter auch weniger trocken. Der Vitalstoff ist an der Bildung von **Kollagen** beteiligt, dem faserigen Eiweißstoff, der die Haut elastisch hält.

Zu einem ähnlichen Ergebnis kamen im Jahr 2010 japanische Forscher der Universität Gifu. Sie haben die Haut von 716 Japanerinnen im Durchschnittsalter von 43 Jahren nach ersten Spuren von Hautalterung untersucht. So konnten Sie vor allem zwei Ernährungsfaktoren herausfiltern, die für Ihre Hautalterung entscheidend sind.

Erstens: **grünes** und **gelbes Gemüse**. Frauen, die davon mehr als 250 g täglich aßen, hatten deutlich glattere Haut und weniger Falten (ca. 10 bis 35 %) als diejenigen, die weniger als 100 g davon verzehrten.

Zweitens: **ungesättigte Fettsäuren**. Frauen, die täglich mehr als 1.000 mg Omega-3-Fettsäuren aufnahmen (z. B. aus Fisch oder Fischölkapseln), hatten ebenfalls eine glattere und feuchtere Haut (ca. 15 bis 28 %) als die, die weniger als 400 mg täglich davon konsumierten.

Karotten und Fisch: Ideales Futter für Ihre Haut

Für Ihre Hautgesundheit bedeuten die Ergebnisse aus Japan: Essen Sie möglichst viel Karotten, Paprika, Brokkoli und ähnlich farbige Gemüsesorten. Die Forscher gehen davon aus, dass vor allem das darin reichlich enthaltene **Beta-Karotin** für den Anti-Falten-Effekt verantwortlich ist. Der gelbe Farbstoff wirkt einerseits als Antioxidans, ist jedoch auch der Rohstoff, aus dem Ihr Körper Vitamin A produziert. Und das ist wichtig für die Zellteilungsprozesse während der turnusmäßigen Erneuerung der oberen Hautschicht.

Außerdem sollte Fisch bei Ihnen ein-, besser zweimal pro Woche auf dem Speiseplan stehen. Die enthaltenen Omega-3-Fettsäuren hemmen entzündliche Prozesse in der Haut, halten sie geschmeidig und verhindern Feuchtigkeitsverluste. Wenn Sie weniger Fisch essen, können Sie auf **Fischölkapseln** zurückgreifen.

Vitalstoffe halten Ihre Haut jung

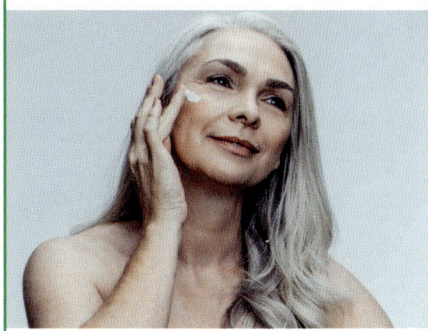

Zu viel Sonne und zu wenig Vitalstoffe in der Nahrung können zur Alterung der Haut beitragen. Allerdings gehört ein gewisses Maß an Falten zu einer reiferen Haut einfach dazu. Und wie Sie sehen, ist ein lächelndes Gesicht immer schön.

Foto: Jacob Lund, stock.adobe.com

Studie: Mit Vitalstoffen heilen Wunden doppelt so schnell

Faltige und trockene Altershaut, die zudem nur schlecht durchblutet wird, ist jedoch bei Weitem nicht nur ein kosmetisches Problem. Durch die Trockenheit und die mangelnde Nährstoffversorgung verschlechtert sich die **Wundheilung** dramatisch. Besonders wenn Sie an Diabetes oder Venenschwäche leiden, besteht somit die Gefahr, dass Hautwunden monatelang nicht richtig abheilen und zu langwierigen Geschwüren werden.

Doch auch hier können Sie mit Vitalstoffen entscheidend zur Verbesserung beitragen. Im Jahr 2012 haben Forscher der Universität Bonn 20 Patienten, die an solchen chronischen Wunden litten, mit einem Vitalstoff-Gemisch behandelt. Eine gleich große Kontrollgruppe erhielt lediglich ein Scheinpräparat (Placebo).

In der Vitalstoffgruppe waren die Wunden durchschnittlich nach 35 Tagen abgeheilt, in der Placebogruppe dauerte es doppelt so lange. Die Vitalstoffe, die besonders zur Wundheilung beitragen, sind (angegeben als Tagesdosen) Vitamin C (500 bis 1.000 mg), Vitamin E (200 bis 400 Int. Einh.), Beta-Karotin (10 bis 15 mg), Zink (5 bis 15 mg), Selen (50 bis 100 µg) und Glutamin (2 bis 5 g).

Endlich neue Hoffnung bei der Weißfleckenkrankheit

Eines der am schwierigsten zu behandelnden Hautleiden ist die so genannte **Weißfleckenkrankheit** (**Vitiligo**). Durch Störungen der Pigmentie-

Ihre 10 wichtigsten Nährstoffe für eine schöne Haut

	Nährstoff und Vorkommen
1.	**mehrfach ungesättigte Fettsäuren** Vorkommen: pflanzliche Fette und Öle (Borretsch, Nachtkerze) oder Fischöl, fetter Seefisch (z. B. Hering)
2.	**Biotin** Vorkommen: Leber, Ei, Sojabohnen, Nüsse, Haferflocken, Weizenkeime, Tomaten, Kartoffeln, Spinat
3.	**Vitamin A/Beta-Karotin** Vorkommen: Leber, Aal, Butter, Leberwurst, Käse, Feldsalat, Brokkoli, Grünkohl, Möhren, Aprikosen
4.	**Vitamin C** Vorkommen: Gemüse und Obst, u. a. Brokkoli, Paprikaschoten, Grünkohl, Kiwi, Zitrusfrüchte
5.	**Vitamin E** Vorkommen: pflanzliche Öle und Nüsse
6.	**Niacin** Vorkommen: Erdnüsse, Leber, Fleisch, Makrele, Heilbutt, Vollkornweizen, Champignons, Brokkoli
7.	**Riboflavin (Vitamin B_2)** Vorkommen: Leber, Milchprodukte, Eier, Champignons, Seelachs, Spinat, Brokkoli, Hefe, Vollkornprodukte
8.	**Pyridoxin (Vitamin B_6)** Vorkommen: Fleisch, Fisch, Kohl, grüne Bohnen, Feldsalat, Bananen, Weizenkeime
9.	**Zink** Vorkommen: Käse, Fleisch, Weizenkeime, Haferflocken, Linsen, Erbsen, Weizenmischbrot
10.	**Selen** Vorkommen: Fleisch, Fisch, Eier, Linsen, Spargel

rung entstehen auf der Haut helle Bereiche. In Deutschland sind etwa 500.000 Menschen von dieser psychisch sehr belastenden Krankheit betroffen. Die bisherigen Therapien wie UV-Bestrahlung, Bleichmittel oder sogar Hauttransplantationen bringen bei vielen kaum Erfolg.

Als Betroffener sollten Sie daher unbedingt eine Therapie mit Vitalstoffen ausprobieren (**Orthomolekulare Therapie**).

Bedeutung für die Haut	empfohlene Tagesdosis
Ungesättigte Fettsäuren sind wichtige Bestandteile der Haut. Sie hemmen Entzündungen.	1 bis 2 g (z. B. aus Fischölkapseln)
Biotin gilt als eines der wichtigsten Vitamine für die Haut. Ein Mangel kann zu brüchigen Fingernägeln und schuppiger Haut führen.	0,1 bis 0,5 mg
Vitamin A trägt zur Regeneration der Hautzellen bei. Seine Vorläufersubstanz Beta-Karotin wirkt als Sonnenschutz.	1 mg
Vitamin C hilft beim Aufbau der Kollagenfasern, die die Haut glatt und fest machen.	100 bis 500 mg
Wirkt als Radikalfänger und fördert die Regeneration der Haut. Hemmt Juckreiz.	15 bis 100 mg
Niacin hilft bei der Kollagen- und Pigmentbildung, steuert den Feuchtigkeitshaushalt und die Verhornung der oberen Hautschicht.	15 bis 30 mg
Mangel führt zum Einreißen der Mundwinkel, zu Hautrötung, Schuppen und Jucken.	2 bis 10 mg
Mangel führt zu Hautschuppen im Gesicht; Bedeutung für den Aufbau der Haare.	2 bis 10 mg
Unterstützt Haar- und Nagelwachstum; Einsatz zur Förderung der Wundheilung durch innere und äußere Anwendung.	15 mg
Bei Unterversorgung mangelhafte Pigmentierung; UV-Schutz, da antioxidativ wirksam.	50 bis 100 μg

Wichtigster Bestandteil der orthomolekularen Vitiligo-Therapie ist die essenzielle **Aminosäure Phenylalanin**. Sie wird im Körper zu Tyrosin umgebaut, und aus dieser Aminosäure stellen die Pigmentzellen der Haut (die Melanozyten) schließlich das dunkle Hautpigment Melanin her.

Diese Vitalstoffe werden
gegen die Weißfleckenkrankheit eingesetzt:

– Phenylalanin	3 bis 6 g
– Kupfer	1 bis 4 mg
– Folsäure	800 bis 2.000 µg
– Vitamin B_6	50 bis 250 mg
– Vitamin B_{12}	1 bis 2 mg

Diese Tagesdosierungen eignen sich nicht zur Selbstmedikation und werden von erfahrenen Orthomolekularmedizinern individuell dosiert, zum Teil sogar als Injektion verabreicht.

Es gibt zwar auch hier keine Erfolgsgarantie, aber nach Einschätzung von Therapeuten sprechen bis zu 80 % der Patienten auf die Behandlung an, und viele werden sogar ganz geheilt. Das ist auf jeden Fall einen Versuch wert, zumal Sie keine Nebenwirkungen befürchten müssen.

Wieso Stress und Hektik auch Spuren auf Ihrer Haut hinterlassen

Haben Sie eine „dünne Haut" oder eher ein „dickes Fell"? Diese Metaphern beschreiben zwar zunächst unseren Gemütszustand, machen aber deutlich, dass zwischen der Psyche und der Haut eine enge Beziehung besteht. Daher sollten Sie bei einer Hautkrankheit möglichst alle unnötigen Stressfaktoren ausschalten. Hierbei hilft Ihnen unsere einfache 3-Schritte-Strategie.

Oh, du siehst aber gut erholt aus!" Wenn Sie nach einem Urlaub dieses Kompliment hören, zeigt das, wie sehr sich Ruhe und Entspannung auf Ihre Haut und Ihre Ausstrahlung auswirken können. Denn **Stress, übertriebene Ängste** oder **Ärger** gehen auch an unserer Körperhülle nicht spurlos vorüber.

So schädigt Psychostress die Haut:

– Es werden weniger elastische Kollagenfasern gebildet. Die Haut wird schlaff, und es bilden sich „Tränensäcke" unter den Augen.

– Die Produktion von Hautpigmenten (Melanin) gerät ins Stocken. Die Haut wird blass und sieht „ungesund" aus.

– Stress erhöht die Entzündungsbereitschaft des Organismus. Schubartig verlaufende Hautkrankheiten wie Schuppenflechte, Neurodermitis oder chronische Nesselsucht flammen wieder auf.

– Hektik oder Aufregung führen zu einer Überaktivität des vegetativen (willentlich nicht zu beeinflussenden) Nervensystems. Es steuert die Durchblutung der Hautkapillaren, die für rosiges Aussehen sorgen, sowie die Funktion von Schweiß- und Talgdrüsen.

– Stress schwächt das Immunsystem. Sie werden anfälliger für Hautinfektionen und Entzündungen.

Wie Stress Hautekzeme fördert, zeigte im Jahr 2011 eine Untersuchung des staatlichen Karolinska-Instituts in Stockholm mit 27.800 Probanden. Innerhalb eines Jahres erkrankten 8 % von ihnen an einem Handekzem. Bei denen, die sich selbst als „häufig gestresst" einstuften, war das Risiko um 33 % erhöht.

Jede vierte Hautkrankheit hängt mit seelischen Konflikten zusammen

Bei Hautkrankheiten sollten Sie daher nicht einfach nur auf die äußerlich sichtbaren Symptome achten. Viele Menschen reagieren auf emotional belastende Situationen oder innere Konflikte mit Hautbeschwerden. Richten Sie Ihr Augenmerk daher in einer ruhige Stunde auch einmal nach „innen": Gibt es in Ihrer derzeitigen Lebenssituation Vorkommnisse, die Sie zusätzlich belasten?

Diese Stressoren können Hautkrankheiten fördern:
- Stress, Hektik, Zeitdruck
- beruflicher und privater Ärger
- Beziehungskonflikte
- Depressionen
- übertriebene Ängste
- Gefühle von Hilflosigkeit der Krankheit gegenüber

Viele Hautkliniken und Hautarztpraxen haben auf diese erst vor wenigen Jahren entdeckten Zusammenhänge reagiert und bieten Ihnen spezielle **psychosomatische Sprechstunden** an. Darin werden nicht nur die Hauterkrankungen selbst, sondern auch ihre möglichen psychischen Ursachen und Folgen behandelt. Sie sollten sich nicht scheuen, auf ein solches Angebot einzugehen. Die Psyche kann genauso erkranken wie Lunge , Herz oder Leber. Und in diesen Fällen würden Sie eine Therapie ja auch nicht als eine persönliche Niederlage empfinden.

Machen Sie den Stresstest

Einige Labore (Adressen siehe unten) bieten einfache Speicheltests an, mit denen Sie Ihre Stressbelastung messen können. Bestimmt wird dabei die

Bereiten Sie dem Stress ein Ende

Bei Hautkrankheiten ist es oft an der Zeit, etwas mehr Ruhe in Ihr Leben einkehren zu lassen. Denn nicht umsonst gilt die Haut als Spiegel der Seele.

Diese Naturheilverfahren beruhigen das Nervensystem:

- Entspannungsverfahren (z. B. autogenes Training, progressive Muskelentspannung)
- Biofeedback, Achtsamkeit
- Tai-Chi, Qigong, Yoga
- Massagen
- Wärmeanwendungen (z. B. Bäder mit Lavendelzusätzen)
- Ausdauersportarten (u. a. Laufen, Radfahren, Walken, Wandern, Schwimmen)
- Heilpflanzen wie Hopfen, Baldrian, Johanniskraut oder Passionsblume
- Fußreflexzonenmassage
- Homöopathie, Akupunktur

Konzentration des Stresshormons Kortisol im Speichel. Unter psychischer Belastung steigt dessen Konzentration auf **das Fünf- bis Zehnfache des Normalwerts** an.

Ein einzelner Test kostet etwa 20 bis 25 €. Die Kosten müssen Sie in der Regel selbst tragen.

Falls ein Speicheltest eine erhöhte Stressbelastung ergab, finden Sie im Kasten rechts eine wirksamen **3-Schritte-Strategie**, mit der Sie – vor allem wenn Sie stets unter Zeitdruck stehen – wieder mehr Ruhe in Ihr Leben bringen. Ihre Haut wird es Ihnen danken.

Ihre 3-Schritte-Strategie aus der Stressfalle

Schritt 1: Erkennen Sie Ihre Stressoren

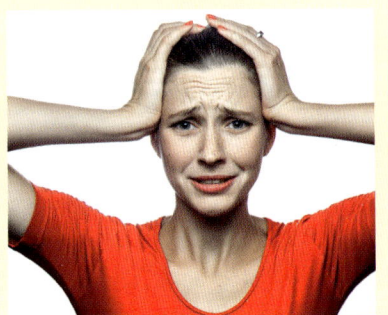

– Achten Sie nicht nur auf „äußere" Stressoren aus dem Beruf oder Ihrem privaten Umfeld, sondern auch auf „innere" Stressoren. Sind Sie unzufrieden mit Ihrem Aussehen bzw. Ihrem Gewicht, oder haben Sie Zukunftsängste? Was belastet Sie in Ihrem Alltag?

– Schreiben Sie die Stressoren auf, und überlegen Sie sich – eventuell zusammen mit Partnern oder Therapeuten – Strategien, um sie auszuschalten.

Schritt 2: Schaffen Sie sich mehr Freiräume

– Machen Sie sich in einer ruhigen Stunde bewusst, wie viel Zeit Sie pro Woche für Beruf, Alltagserledigungen, Familie, Freunde, kulturelle Veranstaltungen und sich selbst in Anspruch nehmen möchten.

– Zeichnen Sie das am besten in Form eines „Lebenskuchens" – die Größe eines „Tortenstücks" gibt an, wie viel Raum Sie der jeweiligen Beschäftigung zukünftig widmen wollen.

Schritt 3: Teilen Sie Ihre Zeit gut ein

– Teilen Sie Ihre Vorhaben schriftlich in vier Gruppen ein: A = wichtig und eilig (z. B. einen Termin beim Arzt machen); B = wichtig, aber weniger eilig (z. B. eine Rechnung begleichen); C = weniger wichtig und nicht eilig (z. B. Aufräumen, Fotos einsortieren, Unkraut jäten) und D = unwichtig (z. B. fernsehen, Werbebroschüren durchsehen etc.).

– Erledigen Sie dann zuerst die Aufgaben aus der Kategorie A, danach B usw. Haken Sie ab, was bereits getan ist.

– Überlegen Sie, ob Sie für die Dinge aus Kategorie D nicht lieber etwas anderes machen – etwa spazierengehen, mit Freunden telefonieren oder in Ruhe ein Buch lesen.

– Insgesamt sollten Sie nie mehr als 60 % Ihrer verfügbaren Zeit fest verplanen. Erfahrungsgemäß benötigen Sie die übrigen 40 % für unvorhersehbare Dinge.

Foto: khosrork, stock.adobe.com